続 患者トラブルを解決する「技術」

クレームに
強くなければ
医療は守れない!

尾内康彦
Yasuhiko Onouchi

日経BP社

目次　続・患者トラブルを解決する「技術」

第1章

第2章

高度な対応が求められる患者トラブルへの対処法 ―― 025

実例で学ぶトラブル解決術

第3章

トラブルの原因は「意外なところ」に潜んでいる――127

実例で学ぶトラブル解決術

第4章

一筋縄ではいかないハードクレーマーへの対処法――209

実例で学ぶトラブル解決術

第5章 患者トラブルへの対応力と免疫力を高める――307

実例で学ぶトラブル解決術

はじめに

患者トラブルは、その件数の増加とともに対応の難易度も確実に複雑化し、高度化しつつある。以前は患者とのトラブルといっても、件数は少なく、対応の仕方も、医療の中身にそれほど踏み込まなくても、接遇研修などで学んだ知識でかなり解決できていた。

しかし、近年は患者側の受療態度が大きく変化しており、そのことを十分に考慮しておかないと、簡単には解決できなくなってきている。私の元に寄せられる相談も、以前に比べると、トラブルの中身が複雑化、高度化していて、対応に細心の注意が欠かせない。

患者トラブルの難易度が上がるという現状がある一方で、医療従事者の患者トラブルに対する対応力はというと、残念ながら、あまり上がっていないように感じる。その前に、そもそも患者トラブルに対する認識が甘いと言わざるを得ない医療従事者も少なくない。

その代表例は、いまだに、「患者トラブルというのは、相手の立場にたって、親身に話を聞き、一生懸命に対応すれば解決できる」というふうに、接遇対応で何とかなると信じている人たちだ。

もちろん、こうした対応で解決できる患者トラブルもある。ところが、トラブルを起こす患者の悪意のレベルがある水準を超えると、こうした対応はむしろ逆効果になる。

接遇対応は「患者の言いなり対応」に傾きがちで、患者の理不尽な要求に日々、振り回されることになり、トラブルが収束するどころか、拡大・長期化し、診療に支障を来す事態を招く恐れがあるからだ。

私のところに来る相談も、「患者の言いなり対応」をしてトラブル拡大後に持ち込まれるケースが増えている。「もっと早く相談してくれれば、解決も簡単なのに」と毎回思うのだが、医療職に就く方々の多くは心根が優しく、患者が理不尽な要求を振りかざしていても、病気を持っている弱者なので何とか相手の意に沿うようにしてあげたい、と思ってしまうようだ。

私からは、いわゆるモンスターペイシェントの多くが、医療職の方々の優しさにつけ込んでいるように見える。だから、余計に腹が立つ。私が、職務の合間の時間を使って、ボランティア的に年間数百件の患者トラブルの相談に乗っているのもそのためだ。

簡単に自己紹介をさせていただくと、私は大阪府保険医協会というクリニックや病院が加盟する団体の職員で、主に開業支援や事業承継、閉院対策などを担当している。通常の業務のかたわら20年以上前から、会員のクリニックや病院の院長や事務長から寄せられるさまざまな相談に乗るようになり、いまに至っている。

こうした相談はほとんどの場合、電話を介して行う。私は参謀としてアドバイスするだけで、実際に行動するのは、相談を持ちかけてきた医師や事務長、医療従事者の方々である。こうしたスタイルをとっているからこそ、私が経験してきた患者トラブルの解決事例は、医療関係者の方々に参考になると自負している。

縁あって、『日経ヘルスケア』という月刊の医療経営誌で2005年より「病医院トラブル110番日記」というコラムの連載を始めた。「なにわのトラブルバスター」という異名もいただき、医療業界ではそれなりに名前を知っていただけるようになり、病医院トラブル関連の講演を年間数十回こなすようになった。

2012年に『患者トラブルを解決する技術』（日経BP社）を発行した。本書はそのタイトルが示すように前著の続編に当たる。前著が患者トラブル対応の基礎編、本書が応用編という位置づけだ。もちろん、本書だけ読んでいただいても、基礎的な部分もカバーできるようにしているつもりだ。

前著同様に、本書にも、私が関わった患者トラブル解決事例を数多く収載した。どんな交渉事もそうかもしれないが、トラブル解決は現場経験がものを言う。ここに載せた事例で、読者の皆さんにも、ぜひ擬似的に経験を積んでいただきたいと思う。

事例には、私が最初にどんな印象を持ったか、どんな情報を得ようとしたか、相手をどう分析したか、解決策をどう構築したかなど、私の頭の中をつまびらかにしようと努力した。現場で何が起きたかだけでなく、もっと重要なのは、いま医療現場で浸透し始めたSBAR（エスバー）を使って述べるとこうなる。

トラブルの状況をどのように捉え（Situation）、情報を整理し（Background）、どう分析し

（Assessment）、解決策を考えたのか（Recommendation）。これらを、事例を通じて感じていただきたい。

ちなみに、ＳＢＡＲは、もともと米国海軍の潜水艦におけるコミュニケーション法として開発されたそうだ。上官に状況だけを報告するのではなく、その周辺にある情報や、報告者がそれをどう分析し、どう行動すべきかの判断まで伝えることで、部隊全体の意思決定のスピードを高められるメリットがある。

本書には、42のトラブル事例を載せた。そして、各事例について、ＳＢＡＲで情報を整理してみたので参考にしてほしい。

患者トラブルが横行して、志の高い医療職の方々が現場から離れていくことになれば、医療界にとって大きな損失である。また、限られた医療の資源が患者トラブルのために無駄に費やされるというのは、国民の一人として非常に残念であり、非常にもったいない話だ。

クレームに強くなければ、医療は守れない。本書がその一助になることを心より願っている。

第1章

ますます難易度が増す患者トラブルへの傾向と対策

私のところには、ほぼ毎日、コンスタントに3〜5件のトラブル相談が舞い込んでくる。その大半が患者トラブルに関するものだ。この数年で、気になっているのは、そのトラブルの中身が、以前よりも複雑化しており、解決の難易度も上がっていることだ。

実のところ、患者トラブルが増加しているかどうかの公式な統計は存在しない。さらに、その中身がどうなっているのかというのは、誰にもわからない。メディアも、患者トラブルに事件性があり、その内容がスキャンダラスだと大々的に報道するが、そうでなければあまり取り上げない。だから、難易度の高い患者トラブルが増えているという主張は、客観的な正確性を欠いているかもしれない。

しかし、これだけは胸を張って言える。私ほど、毎日のように患者トラブルと向き合っている人間は、おそらくそう多くない、と。はなはだ非科学的だが、私の主観的見解をベースに、最近の患者トラブルの傾向を分析していきたいと思う。

増加する4タイプの患者トラブル

以前と最近の患者トラブルの最大の違いは何なのか。

それは、これまであまり触れられることがなく、どちらかと言えば、指摘するのを避けてきた分野のトラブルである。

いま医療現場で解決の難易度が高く、確実に増加しているのは、何らかの精神症状が疑われる患者、あるいは家族が引き起こすトラブルである。あくまで「精神症状が疑われる」段階であり、仮に精神科を受診しても、初診ではなかなか診断がつかないような人物に対応しなければならないケースだ。

通常、精神科では、診断時の症状だけでなく、期間をおいてその症状がどのように変化するのかを観察して診断名をつけるのが一般的だ。現状でははっきりした診断名がつかないまま、あるいは精神疾患の自覚がないまま さまざまな科目を受診し、次々とトラブルを引き起こしているケースもあると考えられる。

私のところに寄せられる相談で多いのは、次の四つのタイプだ。

(1)認知症が疑われる患者とのトラブル
(2)統合失調症が疑われる患者とのトラブル
(3)境界性パーソナリティー障害(二極思考、対人関係障害、自傷・衝動行為が特徴)が疑われる患者とのトラブル
(4)双極性障害(うつ状態とそう状態を繰り返す)が疑われる患者とのトラブル

特に、ここでひとつだけ記しておきたいのは、「(3) 境界性パーソナリティー障害が疑われる患者」である。このケースの場合、患者は「わがままな性格」と勘違いされやすいが、実態は全く違う。多くの場合、患者は高い判断力を持ち、彼ら（彼女ら）は自分の要求を通すため、捨て身の覚悟であの手この手を繰り出してくる。

彼らは、それらしい理由をつけて自分の要求を正当化しようとするが、そのほとんどは虚言であり、対応した者がそれを真に受けてしまうと、完全に振り回されてしまう。

精神科医の岡田尊司氏は著書『境界性パーソナリティ障害』（幻冬舎新書）の中で、境界性パーソナリティー障害の特徴として、次の10個を挙げている。

①矛盾に対する許容力の乏しさ、②二分法的な認知と過度の一般化、③ネガティブな認知、④自分の問題と周囲の問題のすり替え、⑤事実と解釈の混同、⑥見捨てられることへの過敏な反応、⑦根拠のない自己否定・罪責感、⑧自分の基準を相手に期待、⑨変化やチャレンジを避ける、⑩努力は嫌なのに理想にこだわる。

これらの特徴のうちのいくつかが、私の遭遇したトラブルを起こした患者にも、見事に当てはまる。

例えば、こんな事例があった。あるクリニックの院長に、ストーカーのようにつきまとう女性患者がいた。最初は、プレゼント攻撃で院長の気を引こうとしたが、院長にはその気が全くなく、そもそも奥さんもいた。女性患者は、院長が診療を終えてクリニックから出てくるのを待ち伏せしたりして、気を引こうとした。それが無駄だとわかると、プレゼントしたものを返せと怒鳴り込んできたほか、自殺をほのめかすメールを送りつけてくるなど、繰り出す手がどんどんエスカレートしていった。

最近、トラブル相談を受けていて、この類いの患者が増えていると実感している。

これに加えて、覚醒剤や向精神薬などの薬物中毒の患者が引き起こす暴力事件や傷害事件の増加も近年の特徴の一つと言えるだろう。中には、殺人事件となったものもある。

私が遭遇した案件ではないが、ある歯科医院では、覚醒剤常用者が院長を包丁で刺殺するという凄惨な事件が起きた。私はこの事件に興味を持ち、周辺をいろいろと調べてみた。すると、次のようなことがわかった。

患者は全身に刺青を入れており、生活保護受給者だった。幻聴をうかがわせる発言もあり、明らかに普通の患者ではなかったが、院長は「応召義務（法律上の表記は「応招義務」）」があるから診療を断れないと思い、治療することにした。しかし患者は治療結果に不満を持っていたらしく、院長にクレーム混じりの暴言を吐いていた。そのため院長は、警察に相談に行っていた。警察は、この患者が覚醒剤常用の問題人物であることをつかんでいたが、院長にはそれを伝えず、特にアクションも起こさなかったようだ。

私が関与したトラブルでも、脱法ハーブなどの薬物依存やアルコール依存症患者の事例が増えており、医療従事者にとってのリスクは高まっているように思える。

ポイントは「毅然とした対応」

こうした患者に対して、一般的な接遇研修などで真っ先に取り上げられる「傾聴の姿勢」には注意が必要だ。傾聴の姿勢で応じると、対応を誤ることになりかねない。相手の話を聞くとしても、10分程度までにとどめたほうがいい。

私が経験的に学んだやり方としては、精神医学で言うところの「リミットセッティング（限界設定）」が、対応法として最もふさわしいのではないか、と考えている。

できないことはできない、許されないことは許されない、ときっぱりとした姿勢で臨み、相手がこちらの言葉尻を捉えてあれこれ難癖をつけてきても、それにいちいち反応しないことが大切だ。

私も十数年前、初めてこうした患者に遭遇した時、相手の話をよく聞き、相手から要求をすべて聞き出し、その一つひとつにどう対応していくか、という接遇方式で何とか乗り切ろうとしたことがあった。しかし、相手の要求はころころ変わるうえに、どんどんエスカレートしていく。時間ばかり引き延ばされ、こじれにこじれて深みにはまるという苦い経験をしたことがある。

同じようなトラブル事例をいくつか経験したうえで、私は「リミットセッティング」が有効ではないかと考えるようになった。

このやり方は、患者に対して、「ここより先は何と言われようと、できないものはできない」と言い切る毅然とした対応を基本とする。

本書にこの後、何度も登場するが、ポイントは「毅然とした対応」である。

相談を受けた院長や医師に、そのことを説明すると、中には、躊躇する人もいる。しかし、そこは強い気持ちを持ってトラブル対応に臨む必要がある。

相変わらず多い応召義務への過剰反応

トラブルを引き起こす患者側の状況は、こうした対応の難しい患者が増えている点が大きな変化と言える。

では、医療機関側の状況はどうだろうか。

私は、相変わらず「応召義務」に対して過剰に反応する医療従事者が多く、それが、患者トラブルがなかなか減らない要因になっているのではないかと見ている。

医師法19条に、「診療に従事する医師は、診察治療の求があつた場合には、正当な事由がなければ、これを拒んではならない」とある。これが有名な、医師の応召義務を定めた規定だ。

ところが、この条文の中の「正当な事由」の中身が非常に曖昧なまま（というか、極めて狭く解釈しようという意図が感じられる）、いまに至っていることが、医療現場に混乱をもたらす大きな原因になっている。

この件に関して、過去の厚生労働省の通知などを解読しても、患者トラブル解決という視点では、ほとんど役に立たない。応召義務を定めた現行の医師法は、太平洋戦争の終戦からほどない1948年に成立したもので、当時は、現在のように救急医療体制が整っておらず、地域の医療は、住宅兼診療所で開業する医師に多くが委ねられていた。だから、医師の都合で簡単に診療拒否が行われると、社会的に混乱が起きる可能性があった。医師法の中に、応召義務が定められた背景には、医業の公共性や業務独占の観点からだけではなく、当時の不十分な医療提供体制もあったと推測される。

その当時といまとでは、医療を取り巻く状況は全く異なるが、相変わらず応召義務は、何の手も加えられないまま放置されている。応召義務は、行政にとってみれば、医師を制御するための恰好のツールかもしれない。だから、「正当な事由」の解釈をあえて曖昧のまま、放置しているのではないかと、私は疑ってしまう。

誤解を恐れずにはっきり言うと、通常の患者ではなく、理不尽な要求や迷惑行為を繰り返す患者に対しては、応召義務など考えなくていい。つまり、広い意味で、診療拒否をしても構わないということだ。

広い意味でと言ったのは、診療拒否をするには、しかるべき準備とプロセスが必要だからだ。

何の準備もせずに「もう当院で診ることはできません」と言えば、いざ係争になった時に負ける可能性がある。だから、係争時を想定して、できるだけ多数の証拠を取りそろえておかなければならない。いまは録画や録音に関して、便利で安い製品がたくさんあるので、そうした機器を使って、理不尽な要求や迷惑行為の一部始終を記録する。

また、単に診療を断るのではなく、他院を紹介するなど、診療の継続についての配慮を見せておくことも欠かせない。さらに、「診療拒否にあった」と通報されるのが心配なら、自治体や保健所の関連部署に、こうした経緯で診療が継続できなくなった患者がいたことを先回りして報告しておくといいだろう。

私が強く言いたいことは、医療者は患者を救うことを考える前に、自分や仲間も同時に守る必要があるということだ。モンスター患者に振り回されて、体調を崩したり、精神的に病んでしまったりした医療従事者を私は何人も見てきた。

医療従事者の皆さんは、総じて真面目で、優しい心根の持ち主だ。だから、応召義務があるからどんな患者も断れないと考えて、我慢に我慢を重ねて無理難題に対応し、あげくの果てに自身の体調を損ねてしまう。この「応召義務の呪縛」と言うべきものから、医療従事者を解き放つことも、私に課せられた使命だと考えている。

無理に患者を受け入れようと我慢しなくていい。迷惑患者は突き放せばいい、というふうに、考えを改めていただきたい。

さらに医師法第19条以外にも、医療現場を混乱させる条文がある。医療法第1条4の2項に「医師、歯科医師、薬剤師、看護師その他の医療の担い手は、医療を提供するに当たり、適切な説明を行い、医療を受ける者の理解を得るよう努めなければならない」とある。

この条文を拡大解釈すると、「患者が納得するまで説明する」となるが、実際に求められているのは「社会通念上、十分と考えられる範囲内の説明」である。説明を受けても、執拗に同じ質問を何度も繰り返したり、治療結果の保証を求めたりするのは、迷惑行為そのものであり、患者の要求にエンドレスにつき合う必要は全くない。こうした場合、証拠をしっかりと押さえたうえで、患者に対しては、それが迷惑行為であり、それ以上繰り返せば、診療は続けられないと伝えるべきだ。

「溜め」のない社会がトラブル発生を加速させる

現在は、1億総クレーマー時代と思えるくらい、患者の受療態度にも大きな変化が出てきている。特に平成の時代は、他のサービス分野と同様に、医療分野においても、市場原理主義的な考え方が強まり、「費用対効果」でしか物を見ない人々が増えていて、その多くは、医療サービスを売る「店」として医療機関を見ている。いわゆる医療のサービス化現象である。

それと同時に、サービスを安易に求める患者側に「溜め」が失われてきているような気がしてならない。この「溜め」という言葉は、社会活動家で貧困問題が専門の法政大学教授、湯浅誠さんが発案したものだ。貧困とは、お金の「溜め」だけでなく、人間関係の「溜め」や、精神的な「溜め」（自分自身への信頼）が欠けている状態を指すとしていて、「溜め」があると困難な状況にも立ち向かえるが、ないと立ち直りにくくなるという。

「溜め」のない人々が増え、「溜め」のない社会が形成されてくると、寛容さが失われ、ちょっとした刺激や変動に過剰反応しやすくなってしまう。そして、「溜め」のない人は、一度キレると、すぐにエスカレートし、感情の制御が利かなくなる。つまり、医療機関の周りには、患者トラブルが発生しやすい状況が着々と形成されているというわけだ。「溜め」のない社会、「溜め」のない人が増加していることに、医療従事者は注意を払わなければならない。

医師をはじめとする医療従事者の方々は、そうした時代背景を頭に入れたうえで、日々、患者と接していく必要がある。

多くの医療機関は「患者第一」を掲げているが、それはあくまで「医療のプロとして、患者の正当な利益のために自身の能力と判断を尽くす」という意味であり、患者の言いなりになるという意味では断じてない。

こうした感覚を包含した患者トラブルを乗り切るスキルを、医師や看護師、コメディカル、事務スタッフの一人ひとりがしっかり身につけていないと、残念ながら「溜め」のない社会の犠牲者はどんどん増えていくことになる。

私の患者トラブル対応法とは？

「はじめに」でも少し触れたが、私が日々、患者トラブルに対応している方法は、かなり独特だ。ほとんどの場合、相談は電話を介して行う。私が医療機関に出かけていくことはまずない。院長や医師、事務長などから相談の電話やメールがあり、次に電話を通じて、トラブルの概要や患者の情報などを収集し、解決策を考えて助言する、というスタイルだ。

助言を実行するのは、相談を持ちかけてきた当事者であり、私ではない。ここが大きなポイントだ。だから私は、トラブルの内容把握とともに、電話相談の過程で相談者のトラブル対応の力量も見極め、相談者にできそうもないことは助言しない。

では、どうやって相談者から情報を収集するのかをここで紹介しよう。

まず相談者からトラブルの経緯や現在の状況について、一般的な説明を受ける。この時、自院のトラブルの具体的な内容をなかなか話そうとせず、一般的な話に抽象化して、対策だけ教えてほしいと言ってくる相談者がたまにいる。

おそらく、自院のトラブルが外部に漏れるのが嫌なのだろう。あるいは、トラブルを起こしたことが恥だと考えているのかもしれない。こちらの問いかけに応えてくれ、指摘を受け入れてくれれば相談に応じるが、そうしていただけそうにないと判断した場合には、基本的に相談を断っている。

それから、相談者から情報を得る時には、相談者の個人的な見解と客観的な事実を切り分けて聞くようにしている。その中から、患者の言い分や要求、医療者の言い分や対応を拾い上げていって、情報を整理する。

次に、これが最も大事なのだが、二つの重要な判断を行う。

一つ目は患者の言い分や要求が悪質か正当か、二つ目は医療機関側の診療や対応に落ち度があるかどうか。

患者の言い分が正当であれば、それを丁寧に聞いて、何らかの対応を取るしかない。問題となるのは、患者の言い分や要求が不当や悪質である場合だ。

その場合は、途中から危機管理的な対応に切り替える。先ほど説明した、精神医学で使用されるリミットセッティング的な対応をしながら、相手がさらに要求をエスカレートさせるのであれば、診療の打ち切りも検討する。

悪質なクレームの場合、そのクレームの分析を徹底して行うことが大事だ。そのクレームの本質は何なのか。そのためには、患者のパーソナルな情報を詳しくつかむ必要がある。

最初に相談の連絡を受けた時、まず私は次のことを聞くようにしている。

患者の年齢、性別、職業、家族構成、保険種別、病歴・薬歴、初診時および最近の受診状況、クレームのきっかけとして思い当たることはあるか否か。

きっかけと原因は全く別という点に注意しつつ、相談者から詳しく聞いていく。すると、家族内で起きているもめ事（家族内の人間関係の悩みや相続など）や、仕事上の問題が浮かび上がってくることもある。

患者のパーソナルな情報を集めていくと、病気の背景にある患者本人の性格などもだんだんと想像できるようになってくる。こうした分析スタイルは、「犯人像」を明確にする手段として犯罪捜査などに使われているプロファイリングの手法に似ている。悪質なクレーマーの「患者像」を明らかにする際にも、かなり有効と考えている。

第2章

高度な対応が求められる患者トラブルへの対処法

私のところに舞い込んでくる相談は、患者トラブルのほかにも、院長の人生相談的なことから、病院が乗っ取りにあったとか、親族がオレオレ詐欺にあったとか、相続問題や跡継ぎ問題で悩んでいるとか、実にバリエーションに富んでいる。

その中で、最も件数が多いのは、やはり患者に関するトラブル相談だ。

時折、こちらの神経が張りつめるような緊急性の高い相談が飛び込んでくることもある。

「『診療ミスを認めて謝罪しろ』と患者が怒鳴り込んできて、となりの部屋にいるんだが、どう対応したらいいいか」

「いま診ている患者はどうも詐病のようだが、患者本人にそれを告げるのは怖い」

このように、いままさにトラブルが起きている真っ最中に、合間を見て相談の電話をかけてくる相談者も少なくない。

こんな時は、まず相談者の心を落ち着けることが最も大切だ。そのうえで、いま起きている状況（Situation）、患者についての情報やトラブル発生前後の背景（Background）、なぜそれが起きたのかについての当事者の分析（Assessment）といった情報を順番に聞き出す。それらを検討したうえで、解決策（Recommendation）を考え、相談者に伝える。このＳＢＡＲのプロセスをいかに素早くこなせるかが肝要だ。つまり、即断即決のスピードが求められる。

トラブルに見舞われた時には、このＳＢＡＲで、情報を整理するくせをつけておくと、対策を考えやすくなるのでお勧めだ。

ただし、トラブルの難易度が上がるとともに、１回の対応ですっきり解決というわけにはいかなくなることも珍しくない。さらに、患者トラブルの解決に、これさえやっておけばいい、という特効薬はない。対策として最も役立つのは、「場数を踏むこと」だと私は思う。

そうは言っても、私のように、日々、患者トラブルに接している人間は、世の中にそんなにいないと思う。場数の経験はそう簡単に積めないので、次善の策として、実際に起きたトラブル事例に学ぶことが重要だと考える。

本章では、最近起きた患者トラブルの中で、解決の難易度が比較的高かった事例を集めてみた。これらの事例を通じて、私がトラブルの解決策をどのように組み立てていったのか、なぜそうしたのかを感じていただきたい。

実例で学ぶトラブル解決術 1

セオリーが通用しない！薬物依存が疑われる患者への対処

最近、相談件数が増えつつあるのが「薬物依存が疑われる患者」への対処だ。精神疾患を疑われる患者への対処法とともに、対応が非常に難しいと言える。

医療機関側に落ち度がなく、一方的に患者から迷惑行為を受けた時、それに相対する医療機関側の基本姿勢は「毅然と跳ね返す」ことである。しかし、薬物依存が疑われる患者の場合は、この基本セオリーが通用しないことがある。強気一辺倒の対応は、患者と直に接する医師や看護師を危険にさらす可能性があり、注意が必要だ。

例えば、患者が明らかに薬物依存で、その薬物の処方を目当てに医療機関に来ている場合がある。医師がそれに気づいて、「薬物の量を減らしましょう」と伝えた途端に、患者の態度が急変し、暴力を振るわれる恐れもある。なので、相手の意に沿わない対応を取る時は、慎重さと用心が欠かせない（初期の段階では、相手が薬物依存とわからない場合もあるので注意が必要だ）。

具体的には、暴力を振るわれないように患者との間に十分な距離を取る、コップや花瓶などをテーブルに置かない（武器になるので）、隣室に職員を配置する、警察へ事前に連絡する、などあらかじめ周到に準備し、暴力対策も打っておく必要がある。（警察への相談は重要ではあるが、過度に期待しないほうがいいかもしれない）。

では、私が実際に経験した事例をご覧いただこう。

5 患者に脅され言われるがまま薬を処方

トラブルの概要

「とにかく怖いんです。睡眠薬の処方を強要され、こっちも困ってしまって……。何をするかわからない相手だし、どうしたらいいんでしょうか」

電話をかけてきたのは、Ａ内科クリニックの院長。声は引きつっていて、受話器越しにもおびえている様子が伝わってきた。

このケースは、一人医師のごく一般的な診療所を舞台に起きたものだ。実は、完全に解決したわけではないのだが、院長が味わった張りつめた恐怖感、また対応の難しさを読者に知ってもらいたいため紹介する。

詳しくは後述するが、トラブルの難易度が高いものの中には、解決後のすっきり感が低いものも少なからずある。なぜなら、トラブルの難易度が高い場合、目指すべきゴールを、トラブルの根本原因の解決ではなく、いま目の前にあるトラブルをできるだけ遠ざけることに主眼を置くからだ。

では、経緯を見ていこう。

院長の話によると、トラブルの相手は、1年ほど前に近隣の病院に入院し、アルコール依存症の専門治療を受けていた。しかし、完治にはほど遠く、退院後はアルコールを断つために睡眠薬をよく服用するようになったそうだ。Aクリニックでも、その患者に対しては、通院開始から約6カ月にわたって、睡眠薬の2週間処方を行っていた。

ところが、最近、患者の話を聞いていると、どうも3カ月ほど前から、近くの大きな精神科病院にも通っていて、そこでも睡眠薬を処方してもらっていることがわかってきた。そこで院長は、自院から出す睡眠薬の量を徐々に減らし、最終的には処方をやめる旨を患者に告げたところ、「事件」は起きた。

「なにぃ、いままで出してたやないか！　何でこれからは出せへんのや！」

患者は、態度を豹変させ、いきなり院長の胸ぐらをつかみ、ドスの利いた声ですごんできたという。迫力は満点だった。というのも、この患者は身長188センチメートル、体重90キログラム超の巨漢。しかも目は血走っていた。

院長はこれまで味わったことがないような恐怖にかられた。このままでは大ケガを負わされるかもしれないと身の危険を感じ、やむなくこれまでと同量の睡眠薬を処方したそうだ。

「患者に言われるがまま薬を出すなんて情けないのですが……」と力なく話す院長。次にその患者が診療所に通ってきた時、どう対応したらいいのか悩み、私にアドバイスを求めてきたのだった。

尾内流解決術

安全確保が最優先、そのうえで解決の糸口を探す

この時点でどういうアドバイスをしたらいいのか、私には正直よくわからなかった。院長は患者の脅しに言われるがまま屈したことに落ち込んでいたが、危険時の対応としては何も間違ってはいない。なぜなら、まずはわが身と職員の安全が最優先だからだ。

私は院長に、話を聞いて感じたことを3点述べた。

第一に、まず警察に相談してみること。第二に、患者の家族で一番信頼が置けそうな人と連絡を取ること。第三に、もう一方の通院先である精神科病院の主治医と連絡を取り、そちらの状況もつかんでみること。差し当たって、この三つから着手してみたらどうかと指摘した。

私の助言を聞いた院長は、その日のうちに警察に相談したという。ところが、警察から返ってきた答えは「暴力事件が起きれば動けるが、事前に動くことは難しい」とのことだった。こうした警察のつれない対応はこちらとしても想定済みで、院長にはあらかじめ、「警察が『動

けない』と言ってきたら、どんな人物かぐらいは調べてほしいと食い下がってください」と伝えていた。

院長は言われた通りに食い下がったそうだ。すると、警察は前歴調査をかけてくれたようで、問題の患者には以前、暴力事件を起こした前科があることをそれとなくにおわせてくれたという。さらに院長は、「事が起きたらすぐに連絡するので、対応をお願いします」と協力を依頼し、警察を後にした。

次に院長は、患者の周囲の人間と連絡を取ることを試みた。保険証の情報などから、患者には奥さんと2人の子どもがいる。だが、自宅に電話してみると奥さんはいつも不在で、電話に出るのは子どもだった。

そこで次善の策として、子どもから、近所に住む患者の実兄の連絡先を何とか聞き出せた。その実兄に電話を入れてみると、「弟はキレやすく、親戚や兄弟にも手を上げるので困っている」と言い、できれば関わりたくないと言いたげだったそうだ。

さらに院長は、患者が通っていると言っていた精神科病院の主治医に連絡を入れてみた。その主治医は、患者がAクリニックに通院していることを知らなかったという。院長がトラブルの経緯を語って聞かせたところ、精神科病院の主治医は「うちのほうで睡眠薬の量を調整してみる」と言ってくれた。

ただ、そこまでしても、院長は不安だった。患者が、精神科病院で減らされた分の睡眠薬を、

Aクリニックで出させようとするのではないかと思ったのである。

このケースはその後、意外な展開をたどった。院長が対策に駆けずり回った数日後、警察から連絡があり、問題の患者が他の医療機関で暴れて傷害事件を起こしたため逮捕した、と告げられたという。

「これで少しだけホッとしました」と話す院長。しかし、よく考えてみれば、一件落着となったわけではない。そのため私は、院長に警察への連絡通報体制をしっかり確立しておくこと、また、警察などにアドバイスを求めて暴力対策など危機管理体制を強化しておくことを強調しておいた。その後、問題の患者はAクリニックに現れていないそうだ。

トラブルの教訓

患者の周囲で影響力のある人間を探す努力を

こうしたトラブルは、残念ながらすっきり解決というわけにはいかない。しかも、問題患者をその医療機関から追い払うことはできても、おそらく別の医療機関で同じことを繰り返す可能性が高い。つまり、どの医療機関で問題を起こしても不思議はない、ということだ。

では、そんな患者がやってきた時、どう対応すればよいのだろうか。基本的には、警察などと連携を取って院長自身と職員の安全確保を万全にしつつ、患者周辺に解決の糸口を地道に探していくしか方法はないと私は考えている。

行動が読めない問題患者を相手にする場合、患者の家族や友人など周囲にストッパーとなる人物を探して働きかけるというのが基本セオリーだ。私もしばしば、この手を使う。

ところが、問題患者が薬物依存の場合、このケースのように、家族や地域のコミュニティーからも距離を置かれ、ほとんどの場合、孤立し、家庭も崩壊している。特に患者の家庭内の雰囲気や家族との関係は、「親子・兄弟なのに折り合いが悪い」とか「自分の居場所がない」「家族が過干渉で本人が嫌がっている」といった環境であることが多い。家族の理解が少ないこともあり、患者本人が極端にストレスをため込んでしまっているケースもある。

本人に直接働きかけるのは難しく、周囲にもストッパーとなる人が見当たらないとなると、打つ手が限られ、解決への難易度は一気に高まる。

では、どうするか？

私は諦めずに、周囲に影響力がある人間を探す努力を続けるべきだと思う。このケースのように、問題患者が精神科に通院していれば（あるいは通院歴があれば）、通院先の主治医が糸口になるかもしれない。

だが一方では、こうしたトラブルに出合うたび、もう少し有効な手を打てたのではないかと思うと同時に、私は自分の無力さを感じる。

医療機関なのだから、患者の薬物依存を治療するべく、患者家族のほか、薬物依存治療の専門家や専門機関などと力を合わせて、こうした患者を受け止めなければならない、という指摘は正論である。しかし現実はというと、患者は家族と疎遠で、その家族も非協力的な場合が多く、薬物依存治療の専門機関も数少ない。専門外の一医療機関で対処するには荷が重すぎるような気がしてならない。私がアドバイスできることも限られている。

この問題は、医療関係者、行政だけでなく、一般市民を含めた社会全体で議論して、何らかの道筋をつけていかないと、根本的な解決策にはつながらないのではないかと思う。

SBARで紐解くトラブルの構造

S 状況 (Situation)

睡眠薬を処方していた患者が他院でも睡眠薬を処方されていることを知り、自院での処方量を減らす提案をした。すると、患者は激昂し、元に戻せと要求した。院長は身の危険を感じて、患者の言う通りに処方したが、今後も同じことが続くのではないかと恐れている。

B 背景 (Background)

患者はもともとアルコール依存症で専門治療を続けていた。アルコールは断ったが、睡眠薬を常用するようになった。家族は近くにいるものの、距離を置き、避けている。

A 分析・仮説 (Assessment)

下手に刺激すると何をしでかすかわからないので、自身や職員の身の安全を第一に考える。本人に影響力を及ぼすことができる人間(家族・医師など)を探して、そのルートで働きかける。

R 対策 (Recommendation)

警察に相談。並行して通っている精神科病院の医師と連絡を取り、睡眠薬の減量に関して連携する。家族のほかにストッパー役となりそうなキーパーソンを粘り強く探す。

実例で学ぶトラブル解決術2

患者の被害妄想に嫌と言うほど振り回された院長

長年、ごく普通に通院していた患者が、最近になって何かにつけて苦情を言ってくるようになった。しかし、患者の指摘に病医院側は全く心当たりがない――。

こうした事例の中に、「実は患者が認知症だった」というケースが少なからずあることをご存じだろうか。認知症の進行とともに、周囲に当たり散らす度合いがエスカレートしていくが、病医院側は、患者が認知症だとはなかなか気づかない。だから、「以前はいい患者さんだったのに、どうしてこんなになってしまったんだろうか」「気を悪くするようなことをしただろうか」「何か誤解があるようなので、それを解かなければ……」などと思い悩む。

相談者である院長や事務長が、私から指摘を受けて初めて「認知症かもしれない」と気づく例も多い。認知症は、医師であっても見抜きにくい疾患なのかもしれない。

私の実感としては、認知症が原因と思われる患者トラブル案件の比率は確実に上がっており、今後ますます増えていくと思われる。

そうした患者に遭遇した時、どのように対応したらよいか、次の事例をもとに、皆さんと一緒に考えてみたい。

トラブルの概要

身に覚えのない苦情を突然言い始めた患者

大阪近県で内科・小児科のA医院を開業する女医のA院長から、「ある男性患者から、大声で何度もクレームを言われている。ところが、そのクレームには全く心当たりがなく、どうしていいかわからず困り果てている」という電話が入った。

患者Xは72歳。アパートで一人暮らしをしていて、6年前から高血圧症で通院している。最近まで、受診態度はごく普通だった。ところが、半年くらい前から様子が変わり始めた。何かにつけて強い口調で院長や職員に食ってかかるようになり、言葉遣いも乱暴になり、会話中に突然怒り出すこともしばしばあった。

最近、XはA院長に対してこんなことを口走るようになった。

「どうして私に、『紹介状を書くからよそへ行ってくれ』と言うのか」

「なぜ何度も家に電話してくるのか。いい加減にしてくれ」

しかし、A院長はXの指摘に全く心当たりがない。どうしてXがそんなことを言ってくるのか、理解不能だった。

それからしばらくして、今度はA院長のところに、近隣の警察署の生活安全課から突然電話がかかってきた。「そちらの患者のXさんが相談に来られ、A院長から嫌がらせを受けていると言っていたのですが、事情を聞かせていただけませんか」と警察の担当者は言い、A院長は仰天した。

もちろんA院長は事実無根だと説明したが、警察担当者は何回か電話でやり取りする中で、「先生が一言謝れば丸く収まる。手紙か何か書いてみたらどうか。相手はそれで気が済むのではないか」と言ったそうだ。そこでA院長は患者Xに対して、警察の言う通りに「私の不徳のいたすところで……」という主旨の手紙を書いて送ったそうだ。

その後しばらくは何事も起きなかったが、その5カ月後、患者Xは来院するなり「俺の何が憎いのか。その理由を聞きに来た」と大声で叫び、診察室の扉を開け、「もうここには来ない。これが最後だ」と捨て台詞を吐き、帰っていった。そして先日、再び来院し、同じようなことを繰り返した。

全く身に覚えのないことが原因で、執拗に暴言を浴びせられ、警察からもあらぬ疑いをかけられたA院長は、おそらく身も心も疲れ果てていたに違いない。たまたま私のことを何かで知り、わらをもつかむ思いで電話をしてきたという。

尾内流解決術

診療拒否は言動と振る舞いで判断する

私は思いつくまま、対策を助言した。

患者Xの一連の言動は、認知症による可能性がかなり高いと感じた。そのことに、A院長も薄々気づいているはずだ。そこで、私からの第一のアドバイスは、医療機関側に全く非がないのであれば、相手によっては「認知症かもしれない」という認識で、Xのパーソナルな情報をさらに集めて検証すること。認知症の進行などに伴い、患者の「心の状態」も変化していく。認知症が進行すると、自分に向けられる他人の感情を過剰すぎるほど鋭敏に受け止め、それを自分自身の感情に反映させてくるようになる。

例えば、何らかの出来事により本人のプライドが傷つく状況になると、周囲に激しい怒りをぶつけるようになってくる。この時、怒りのターゲットになった人物が、実際にプライドを傷つけることをしたかどうかは関係ない。本人がどう感じたかだけが問題となる。おそらくこの数年で、無症候性の認知症が進行していったのではないか。

X本人に認知症の自覚はないのだろう。そのため介護保険の要介護認定を受けていないのかもしれないが、念のため家族や地域包括支援センターに連絡し、相談してはどうだろうか、というのが第二の助言だ。また、家族に連絡を取って、何が起きているのかを把握しておいてもらうことも重要だ。ひょっとしたら、家族のほうにも、Xに認知症的な症状があることに心当たりがあるかもしれない。まだ、Xが認知症に関して受診していないのであれば、それとなく治療を勧めてみてもいいだろう。

第三に、患者Xが認知症であろうとなかろうと、トラブルへの対処法はXの言動や振る舞いで決まる。患者がどういう病気であるかということにあまりとらわれないことが大事だ。

これまでのXの言動によって、A院長とXの信頼関係は大きく損なわれた。よって、診療拒否をしてもいっこうに構わない。次回来院時に、「これ以上、あなたを診ることはできない」と伝え、他院を紹介するのがいいだろう。

Xが認知症であることは気の毒だが、だからといってA院長が我慢する必要は全くない。相手の事情がどうあれ、病医院側がどれだけ大きな被害を受けているかによって、患者を跳ね返すかどうかの判断が決まる。これがトラブル解決の極めてシンプルな鉄則である（ただし、病医院側に落ち度がない場合に限る）。相手への同情はトラブルを長引かせる原因となるだけだ。Xを跳ね返すことが最善の策であると私には思えた。

A院長は私のアドバイスを聞いて、「診療を断ってもいい、とうかがって、勇気が出てきました。もし、次にXが来院しても、自信を持って対応できると思います」と言ってくれた。A院長の声は、電話をかけてきた時より、だいぶ明るくなっていた。

その後、Xは A医院に現れていない。トラブルは完全に解決したとは言えないが、今後、Xが来院しても、A院長はしっかり対処してくれるはずだ。トラブル対応というのは、当事者に自信と精神的余裕が少しでもできてくれれば、結果はおのずとよい方向に進んでいくものだ。

トラブルの教訓

「認知症ではないか？」の視点を持つ

どの科であっても、高齢患者の言動の中に、どうも理解できない、以前と違ってすぐに怒り出すようになった、といった変化を感じた場合、医師・医療従事者は「認知症ではないか？」という視点を持つ必要があるかもしれない。もし、認知症が原因であるならば、患者が言ってきた理不尽な要求や苦情を額面通りに受け止める必要はない。一定限度を超えて迷惑を及ぼすようであれば、このケースのように、跳ね返すことも考えなければならないだろう。

もし、患者に息子や娘などの家族がいれば、そのルートで働きかけて、認知症の治療を誘導していくことも可能である。今回の場合、それは叶わなかった。後味はあまりよくないが、A院長が自信を取り戻してくれたのが唯一の救いだった。

SBARで紐解くトラブルの構造

S 状況（Situation）

少し前から、全く心当たりのないクレームを患者から何度も言われるようになった。患者は、警察にもクレームについて相談していて、警察からの要請で、身に覚えがないのに謝罪文を書いて送った。

B 背景（Background）

患者は72歳。高血圧症で6年前から通院。受診態度はごく普通だったが、最近になって様子が変わり始め、何かにつけて強い口調で院長や職員に食ってかかるようになり、突然怒り出すこともしばしばあった。

A 分析・仮説（Assessment）

患者は認知症の可能性が高い。ただ、患者の言動が病気によるものだったとしても、全くの言いがかりによる誹謗中傷を我慢する必要はない。診療の打ち切りと他院紹介を軸に方針を考える。

R 対策（Recommendation）

家族や地域包括支援センターに連絡し、いまどんなトラブルが起きているかを伝え、相談する。患者本人には、これ以上、診療を続けることは難しいと告げ、他院紹介も考える。

実例で学ぶトラブル解決術 3

「自分は命を狙われている」と激白する患者

最近、医科だけでなく歯科からの問い合わせも多くなってきた。その多くが軽度の認知症や統合失調症などの精神疾患を疑わせる患者が相手のものだ。医科に比べてはるかに少ない件数とはいえ、歯科領域でもそうした患者が確実に増えている。次に紹介するのは歯科の事例だが、医科でも対応法は全く同じであり、参考になると思う。

トラブルの概要

抗血栓療法患者の抜歯をめぐりトラブルに

相談者は大阪近県で開業するA歯科医院の事務長B氏。患者はC市に住む72歳の男性X。初診で来て、抜歯することになった。その時Xから、心疾患で通院しており抗血栓薬を飲んでいることを知らされた。

以前は、抗血栓薬を服用中に抜歯すると出血のコントロールができなくなると考えられ、抜歯の4〜5日前から服用を中止することが常識とされていた。しかし最近では、この考え方が変わってきている。2010年に日本口腔外科学会などが取りまとめた「抗血栓療法患者の抜歯に関するガイドライン」によると、ワルファリンやアスピリンなどの薬剤による抗血栓療法が適切に行われている場合、十分な止血処置を取ることを前提に、休薬は行わずに抜歯を行うことが望ましい、と明確に打ち出された。

A診療所では、このガイドライン通りに対応することもいったんは検討したが、やはり慎重を期して、休薬指示を出すことにした。提携する内科医と事前に相談したうえで、薬の服用を5日間止めるようにXに伝えた。ところがXは、「いままで薬を飲みながら何度も抜歯してきた。どうして今回はだめなのか理解できない」と言い、「初診時、自分を診療したのは歯科医ではなく歯科衛生士だった。それは違法なんじゃないか」などと言いがかりをつけてきた。もちろん、そんな事実はなかったのだが、Xは断固としてそう言い張った。

これは一筋縄ではいかないと考えたB事務長は、時間をかけてXを説得することにした。要した時間は2時間ほど。その時、Xから再三にわたって次のような発言が飛び出したという。

「自分は国立病院から命を狙われている」

「レーザー光線で遠くから、肘やくるぶしを照射されている」

「いままでずっと迫害を受けてきた」

そこには統合失調症に当てはまるような被害妄想的な言動が見られたという。

B事務長は、「Xとは正常な形で信頼関係を保つことができない」と判断し、院長と相談したうえで、「申し訳ありませんが、当院でこれ以上、診療することはできません」とXに伝えた。するとXからは、「診療拒否の理由を書面にして出せ」と言われたという。困ったB事務長は私に相談の電話をかけてきた。

B事務長からは私に三つの質問が寄せられた。第一に、Xの求めに応じて書面をつくり、渡さなければいけないのか。第二に、そもそもこのケースの場合、診療を拒否できるのか。第三に、この患者は統合失調症が疑われるが、そうした患者へのうまい対処法はあるか。

これがトラブルのおおよその経緯だ。

尾内流解決術

毅然とした態度で「診療を継続できない」と伝える

私はB事務長に一つだけ確認したいことがあった。それは、Xが本当に初めて来院した患者なのかどうかという点だった。というのは、Xが住むC市からA医院まではかなり離れているからだ。わざわざここに通ってくる理由が何かあるのではないか、と疑ったわけだ。確認してもらったところ、やはり6年前に受診していたことがわかった。ただし、当時のカルテは保存されていなかった。XがあえてA医院を選んだのには何か理由がありそうだったが、結局それはわからずじまいだった。

さて、以上のことを踏まえて、私は次のようなアドバイスを送った。

まず、このケースであれば、Xの不可思議な言動はさておき、A医院の診療方針を全然受け入れないのだから、診療を断っても全く問題ない。Xに対しては2時間かけて、診療方針に関して詳しく説明したので、A医院側の説明不足が問われることもないだろう。当然、理由を書いた書面を作成する必要もないし、患者トラブルにおいてこうした書面は書くべきではない。

しかも、「診療したのは歯科衛生士だった」というあらぬ疑いをかけられていることなどから、両者の信頼関係はもはや崩れていると判断できる。Xに対しては毅然とした態度で、「診療の継続はできないし、書面を出す必要もないと判断しました。ご希望があれば他院を紹介します」と告げるのがいいだろう。

B事務長は、私のアドバイス通り、Xに対して診療を継続できない意向を伝えたところ、意外にもあっさりと受け入れたという。たまたま感情の波が穏やかな時だったのかどうかはわからないが、それ以降、Xからの連絡はなくなったという。

トラブルの教訓

可能であれば専門医療機関への誘導も

統合失調症の疑いがある患者への対応に関しては、それを専門とする精神科医でさえも、苦労が絶えないと聞く。症状に大きな波があり、小康状態とそうでない時とでは反応が大きく異なることも、扱いが難しい要因の一つだという。こうした患者はぜひ専門の医療機関につなぐように誘導してもらいたい。

といっても、通常は、よほど明確な陽性症状がない限り、統合失調症との診断には踏み切りにくいと思う（私は医師ではないので想像にすぎないが）。また、患者本人も、深刻な病名をつけられることに大きな抵抗を感じるだろう。医師がそれを見越して、自律神経失調症や抑うつ状態と診断し、統合失調症の発病リスクを意識した治療がなされないまま時間が経過するケースもあると聞いている。もしそうなると、ますます治療が難しくなる。この問題は、なかなか一筋縄ではいかない。

統合失調症の疑いがありながら、それにフィットした治療を受けていない患者が、別の病気でかかってくるというリスクを、病医院は覚悟しておかなければならない。

SBARで紐解くトラブルの構造

S 状況（Situation）

抗血栓薬を服用中の患者に、抜歯後、薬の服用を5日間控えるように指示した。すると、「どうしてだめなのか理解できない」「初診時に診療したのは歯科衛生士で違法だ」などと言ってきたので、「もう診療できない」と伝えると、「その理由を書面で出せ」と要求してきた。

B 背景（Background）

患者は72歳。以前にも通院歴があった。患者には2時間かけて診療方針について説明した。患者からは「命を狙われている」など被害妄想的な発言がいくつもあった。

A 分析・仮説（Assessment）

患者は認知症の可能性が高い。ただ、患者の言動が病気によるものだったとしても、診療方針を全く受け入れないのなら、診療を断っても構わない。

R 対策（Recommendation）

「診療の継続はできない」「書面を出す必要もないと判断した」と伝える。余裕があれば、精神科の受診へと誘導する。

医師の心ない一言が「誤診トラブル」を生む

患者トラブルの相談に応じていて、困ったものだといつも痛感するのが、別々の医療機関の2人の医師が異なった診断を下すケースだ。患者がある医療機関での診断の評価を、別の医療機関の医師にも求める例が増えている。その際、2人の医師の見解が同じであればいいのだが、食い違った時は大きな問題が生じる。

2人の医師の間で多少見解が異なるならまだしも、後で診断した医師に、最初の診断が誤りだったと言われたら、患者は当然、最初に診断した医師に不信感と怒りを覚えるだろう。トラブルの原因はいつも患者側にあるとは限らない。このケースのように、それなりの頻度で、医師がトラブルの原因になる場合があることも知っておきたい。まずは実際にあったケースをご覧いただこう。

トラブルの概要

2人の医師の見立て違いでトラブル発生

「ある患者に薬を処方したのだが、別の医療機関の医師がその患者に、私が処方した薬を飲むなと言ったようだ。『初診料は仕方ないが、処方箋料は返してほしい』とその患者は強硬に主張している。どうしたらいいか教えてほしい」

電話をかけてきたのは、大阪府下のX脳神経外科医院のX院長だった。X医院は開業してまだ1年半だという。X院長は、患者が返金を要求してきたことに加えて、初診料と処方箋料をきちんと区別して処方箋料だけを返せと言ってきたことにも、びっくりしたらしい。いまの時代、領収書の記載内容について患者から質問が来るのが当たり前になってきている。

X院長に返金を求めているのは70歳の女性患者。めまいがするとの訴えで、X医院には初めて来院した。診察後、めまい・平衡障害治療薬の処方箋を書いて渡した。患者は窓口で支払いを済ませ、その日は何事もなく帰っていった。ところが10日ほどたち、突然電話をかけてきて、こうまくし立てた。

「私は糖尿病と高血圧の治療で、○○大学病院にも通院している。念のため、X先生から処方してもらった薬を持参して、飲んでもいいのかと大学病院の主治医に尋ねてみたら、飲まないほうがいいと言われて驚きました。先生は、どうしてそんな薬を処方したのでしょうか。私には納得がいかない」

これに対してX院長は、「ちゃんとあなたの症状をじっくり聞いて、それに合う薬を出したのだが」と応じたが、患者は納得しない。

患者「主治医が飲むな、とはっきり言ったんですよ」

X院長「私が出した薬は、消化性潰瘍とか喘息の患者さんには慎重投与せよ、ということになっています。また、高齢の方には減量投与することが薬の添付文書に記されています。当然、その点も熟慮して処方しました」

患者「いや、主治医の先生のほうが正しいのではないですか。私としては、初診料は仕方ないとしても処方箋料は返してもらわないと気が済みません」

こんな押し問答がしばらく続いたそうだ。結局、電話ではらちが明かないと判断したX院長は、後日あらためて返事をすると伝えていったん電話を切り、すぐ私のところに連絡してきたという。

尾内流解決術

怒りを抑えてじっくり説得するしかない

今回のトラブルと似たような相談は、私としては何度も経験済みだ。実はよくある話であり、対応方法はシンプルだ。私は、まずこう告げた。

「先生、『後医は名医』っていう言葉がありますよね。患者がいくつかの医療機関にかかった場合、後で診察した医師ほど正確に診断できるという意味の言葉です。しかし、今回の薬の処方に関しては、より正しい判断を下せるはずの『後医』の何気ない一言により、患者は『前医』である先生に不信感を募らせたという構図になっています」

「つまり患者は私の言うことを信用していない。そういうことですよね。ちょっと腹立たしいですが、こんな場合はどう対応したらいいのでしょうか」

私はこれまで聞いた話を踏まえて、いくつかアドバイスをした。

まず、患者に対しての怒りの気持ちをぐっと抑えること。怒ったところで何も解決しない。それに、患者は大学病院の医師から、正反対のことを言われたのだから、X院長を疑っても仕方ない面がある。次に、そもそも、大学病院の医師が、患者の主張することを実際に言ったのかどうか確認する必要がある。私はこれまで、類似の事例をいくつも経験しているが、患者は医師の発言の中で、自分の思い込みに合う部分だけを、断片的に都合よく記憶し、それをもとに主張するケースがよくある。すぐに、大学病院に連絡して確認すべきだ。

その次のステップとして、X院長は不適切な診療をしたわけではないのだから、患者に来院してもらい、薬の処方が間違っていないことを、添付文書などを使って直接説明したらどうか。私の見立てでは、大学病院の主治医は、X院長が処方した薬の添付文書を調べ、「慎重投与」「減量投与」の記載を見て、軽い気持ちで「飲まないほうがいい」と言ったのだろう。

X院長は早速、大学病院の医師と連絡を取った。患者にどう言ったのかと尋ねると、大学病院の医師は、「この薬を飲まないという選択肢もあるが、最終的にはクリニックの先生と相談して決めてくださいと言った」と答えた。つまり、「飲まないほうがいい」とは言っていなかったわけだ。

それがわかれば、話は簡単だ。X院長は患者と連絡を取り、クリニックに足を運んでほしいと伝えた。その翌日の午後、女性患者が現れた。

X院長は、まず大学病院の医師とやり取りした内容を伝えた。そして、カルテを見せながら、どのように診断してその薬を処方したのか、また、薬の副作用などに関しても添付文書をもとに、時間をかけて丁寧に説明したそうだ。十分と言い切れるかどうかわからないが、最後には、渋々ではあったが患者は納得してくれたという。

トラブルの教訓

他院の診断結果へのコメントは慎重に

世間に広がっている医療不信のせいなのか、このような「後医」と「前医」の判断の食い違いから起きるトラブルが、最近、ますます増えているように感じる。もし同じような事態に巻き込まれたら、解決策は一つしかない。「前医」の医師は、自分の診断に自信を持って患者に説明を尽くし、理解を得る努力をすることだ。しっかり患者を診て「後医」の診断や処置に誤りがあったと確信が持てるなら、それを患者にもはっきり伝えないといけない。

一方、問題なのは、複数の疾患を持つ患者から専門外のことを聞かれ、確固とした医学的根拠もなく軽い気持ちで答えてしまう医師がいるということだ。その医師は雑談のつもりで答えたのだろうが、言われたほう（患者と最初に診た医師）はたまったものではない。患者はささいなことであっても「見立て違い」には非常に敏感ということを忘れてはならない。

なので、もしあなたが「後医」の立場で、他院の診断結果に対して患者からコメントを求められた時は、くれぐれも慎重に対応していただきたい。あなたの一言が、患者と「前医」との信頼関係をぶち壊すハンマーになるかもしれないからだ。

いずれにせよ、あなた自身が「ぶち壊す側」にも「壊される側」にもなり得ることを肝に銘じてほしい。

このケースとは少し違うが、セカンドオピニオンをもっと活用しようという風潮が高まっている。セカンドオピニオンは、もともとかかっている医師の紹介を通じて他の医師の意見を聞く、というのが原則だが、患者が自分の意思で、紹介を受けずに別の医療機関を受診した場合などには、今回のケースに近いトラブルが起きる可能性がある。

結局は何かトラブルが起きてからではなく、普段から患者に対して診療内容や治療方針の説明に努め、患者との信頼関係を築いておくことが最大の予防策になる。ここでも重要なのは、医師側が患者にちゃんと情報が伝わるように工夫して、コミュニケーションを密に取ることだ。

その場合、言語だけのコミュニケーションではなく、非言語のコミュニケーションにも工夫が要る。医師の表情や座り方、目線の配り方などのちょっとした仕草（こういうところが見られていることに、意外に気づかないものだ）が、患者にメッセージとして伝わっていることを医師の方々はぜひ忘れないでいただきたい。

温かく、相手を包み込むような、懐が深い印象を与えられるようになるには、まず自身の精神を安定させることが欠かせない。医療現場は多忙を極めるが、だからこそ、日頃から心の乱れには注意したい。診療に臨む前には、例えば、目を閉じて1分間ゆっくり深呼吸を繰り返すなど、自分なりの精神統一法を見つけて実践してみるのもお勧めだ。

SBARで紐解くトラブルの構造

S 状況(Situation)

処方した薬に対して、別の医療機関(大学病院)の医師から「その薬は飲まないほうがいい」と言われた、と患者がクレームを言ってきた。患者は別の医療機関の医師の主張を信じているようで、処方箋料を返還せよと主張。

B 背景(Background)

患者は糖尿病と高血圧の治療で、大学病院に長年、通院していて、X院長の処方について大学病院の医師に相談し、情報を得たようだった。薬の添付文書には「慎重投与」「減量投与」の記載がある。

A 分析・仮説(Assessment)

大学病院の医師の「この薬を飲まないほうがいい」という発言は、確認が必要。X院長は自分の処方に自信を持っているのだから、処方箋料を返金する必要はない。ただ、患者に対して激怒していたので、冷静になる必要があった。

R 対策(Recommendation)

まず、大学病院の医師の発言を確認する。患者が誤解している可能性も高いからだ。そのうえで、患者に来院してもらい、薬の処方が間違っていないことを、添付文書などを使って直接説明する。

過量処方事故が発生、医師の誠意ある対応で信頼回復

最近、過量処方に関する患者トラブルの相談が立て続けに2件あった。いずれも医師が薬剤の量を誤って処方箋に書き込み、それを受け取った院外の調剤薬局の薬剤師も、異常値を見過ごしたまま薬を出してしまった、という通常ではあまり起こりえないケースだった。

本来であれば、医師が誤った処方をしても、薬剤師が適切に処方箋をチェックし、薬剤の種類や量に疑義があれば処方箋を書いた医師に照会する、という流れになっていなければならない。もちろん、医師が間違えなければそもそも問題は起きないのだが、人間のやることにミスはつきものであり、それをカバーするために薬剤師という専門家がいるわけだ。

ところが、次に紹介するケースでは、このフェールセーフの仕組みが全く機能しなかった。いったい何が起きてしまったのか。また、こうしたトラブルが起きた場合、医療機関は患者とどのように関係を修復していったらいいのかを知ってほしい。

5 トラブルの概要

同じ患者に2回連続で過量処方してしまったワケ

つい2週間ほど前、私のところに次のようなメールが届いた。大阪市北部にある内科・小児科・放射線科を標榜するクリニックのA院長からだった。A院長は女性で、私との面識は全くない。以下に、メールの内容を紹介する。

初めて連絡させていただきます。(中略)先日、「風邪で咳が激しく出る」と訴え来院した5歳の男児Xを診て、鎮咳薬を処方しました。当院は院外処方です。ところがその男児は過眠症状を起こし、その日の夕方、再び来院しました。私は検査を行ったうえで髄膜炎の可能性を疑い、近くの病院を紹介し、すぐに診てもらう手配をしました。病院では「熱せん妄の疑い」という見立てで、患児Xは3時間ほどベッドに横になったあと、元気を取り戻し、自宅に戻ったそうです。

その5日後(午前中)、患児Xは母親とともに再び来院しました。今回も「咳が止まらない」と言うので、前回と同じ鎮咳薬を処方しました。ところが、午後になって、患児の母親から「息子がまた過眠になった」と連絡があり、私は「すぐにX君をここへ連れて来てください」

とお願いしました。母親は少し取り乱した様子でずっと泣いていました。

2度も連続で、しかも受診後に同じ症状が起きるのは何かおかしいと思い、真っ先に薬を疑い、カルテを見ました。それで、私が処方箋に書いた薬の量が少し多かったことに気づいたんです。来院した患児に、私はすぐに利尿薬の点滴で薬剤をウォッシュアウトし、その後ベッドで患児を休ませ、院内で5時間様子を観察しました。幸いなことに、患児は元気を取り戻してくれました。

私は、患児の母親に「私のミスで薬の量を少し多く出してしまいました。本当に申し訳ありませんでした」と何度も謝りました。そして、現在は健康被害がなくても今後何か起きたら誠意を持って対応すること、病院での治療にかかった費用も含め全治療費をお返しすることなどを申し出ました。

すると、母親から、「先生がいま、おっしゃった内容を文書にして渡していただきたい」と言われました。私はそれに応えたいと思い、文章を書いてみました。内容について、アドバイスをいただけたらありがたいです。

私はこのメールを最初に読んだ時、「おやっ、変だな」と思った。なぜ誤った処方が、2回連続でそのまま実行されてしまったのだろうか。

冒頭でも触れたように、医師が勘違いをして誤った処方をしても、チェック機能の最後の砦として調剤薬局の薬剤師がいる。ところが、そのフェールセーフの仕組みが、2回連続で機能しなかったことになる。つまり見落としが起きたわけだ。過量処方の責任の一端は、調剤薬局にもあるのではないだろうか。

そのあたりの事情を確かめるべく、私はA院長と連絡を取り、事情を聞いた。すると意外な答えが返ってきた。

「なぜ過量処方がわからなかったのかについて、Xに薬を出した調剤薬局に問い合わせたところ、その時、処方量の異常値を知らせるレセコンのアラームを薬剤師が外していたことがわかりました。とは言っても、やはり悪いのは、処方箋を書いた私なんですが……」

なるほど。それで、薬剤師が医師の処方ミスを見逃してしまったわけだ。しかも、アラームを解除した理由が「音がうるさいから」だったというから、あきれてしまう。医薬分業のもとでは、処方箋があればどこの調剤薬局でも薬を受け取ることができるが、誤投薬のフェールセーフの役割を果たさない薬局がもし増えたら、薬を受け取る患者はもちろん、処方箋を出す医師も大きなリスクにさらされる。

その後、A院長から、患者に提出する謝罪文が送られてきた。文面は十分誠意の伝わるものので、これをベースに手直しすれば使えそうだった。

尾内流解決術

再発防止策を具体的に示す

まず、今後のことについては、患者に手渡す書面に、「万が一、今回の薬剤過量投与に起因する健康上の問題が起きた場合には、誠意を持って対応いたします」と書いておけば問題ないだろう。

A院長が書いた文面を読んで私が最も気になったのが、「今後、二度とこのような事態が起きないよう、再発防止に向けて最大限努力して参ります」という部分だった。いくら「最大限の努力」と言っても、抽象的すぎて捉えどころがない。精神論ではミスの再発を防ぐことはできない。不信感を抱いている相手を少しでも納得させるのに必要なのは、「最大限の努力」として具体的に何をするのかである。

これらの指摘をして戻したところ、A院長は「小児の薬剤に関しては約束処方を作成し、かつ体重と連動させた処方番号をつけて単純化し、必ずスタッフとダブルチェックするようにします」とつけ加えた。また、調剤薬局は別途、謝罪文を作成して患児の母親に提出することになった。

次に、書面は、Aクリニックと調剤薬局の連名となっていたが、責任の所在をはっきりさせるために別々に書いて渡すようにしたほうがよい。調剤薬局に反省を促すためにもそうすべきだ。

最後に、今回の経緯を書面にまとめて、地区の薬剤師会と保健所に一応報告しておいたほうがいいのではないか、と伝えた。

A院長は私とやり取りした日の夜、早速、菓子折を持って患児Xの家を訪ね、謝罪文を手渡したほか、治療費、通院にかかった交通費、母親はパートを休んで通院につき添ったので日当相当額を勘案してお金を包んだ。

母親は突然の来訪に驚くとともに「わざわざすみません」と恐縮し、患児のXも元気いっぱいに歓迎してくれた。そして、「今後ともこの子をよろしくお願いします」との言葉をかけてもらえたという。

トラブルの教訓

杓子定規な対応は逆効果になる

通常、「一筆は頼まれても書かない」「お金で解決しない」は患者トラブル対応の鉄則とされている。しかし、あくまでも「通常」である。相手が悪意のある人物だったら、「通常」通りの対応で全く構わない。

しかし、今回の場合は違う。A院長から話を聞く限り、患者の母親とA院長の信頼関係は、トラブルがあったにもかかわらず保たれていると私は判断した。患者の母親は、自分が子どもの時からA医院にかかっており、家族全員が頼りにしているまさにかかりつけのクリニックだった。そうした事情を考慮すると、仮に「文書は出せません」とこちらが言った場合、それが原因で信頼関係が揺らぎ始める恐れがある。しかも、このケースでは明らかに、医療機関側に落ち度があるので、お金の支払いも当然必要になってくる。

トラブルの現場では、このようにマニュアル通りにはいかないことが多い。確かに、トラブル対応の基本原則はある。ただし、あくまでも基本原則であり、実践においては、相手やトラブルが起きた状況や背景に照らして対策を考える、というプロセスが欠かせない。そのプロセスを抜きにして、機械的に「Aが起きたらBをする」というマニュアル通りの対処法は危険だということを覚えておいていただきたい。

SBARで紐解くトラブルの構造

S 状況（Situation）

風邪で咳が止まらない患児に鎮咳薬を出し、服用後に過眠になったと母親から連絡が来た。院長は過量処方のミスを認めて謝罪し、ウォッシュアウトなどの処置を実施。治療費の負担などを申し出たところ、文書にしてほしいと言われた。

B 背景（Background）

院外の薬局が誤処方に気づくべきだったが、アラーム音がうるさいという理由で、薬剤師がレセコンの異常値検知アラームをオフにしていたため、医師の誤入力を見逃していた。

A 分析・仮説（Assessment）

医師と薬剤師のダブルチェックが機能せず、フェールセーフの仕組みが働かなかった。非は医療機関側にある。トラブルがこじれるかどうかは、医師と患者の信頼関係がどの程度保たれているかによる。患児の親は比較的冷静であり、信頼関係は保たれていると判断した。

R 対策（Recommendation）

クリニックと薬局がそれぞれ、経緯と今後の改善策を具体的に明記した文書を作成し、患児の母親に渡す。患者トラブルの場合、文書は書かない、渡さないというのが原則だが、この事例は医療機関側に全面的に非があり、患者にも悪意が感じられないので別だ。

実例で学ぶトラブル解決術 6

癌の見落としが発覚し、怒鳴り込んできた家族

それほど多いというわけではないが、いまでもコンスタントに相談があるのが、癌の見落としに関連した患者・家族とのトラブルだ。医事紛争に発展するケースもあるが、必ずしも医療過誤とは言えない、いわゆるグレーゾーンの事例も結構多い。

次に紹介するトラブルは完全に解決したわけではないが、同様のトラブルに巻き込まれた場合、医療機関としてどのように受け止め、どう向き合えばいいのかを考えるヒントになるかもしれない。

トラブルの概要

癌の進行に気づかなかった院長

今回の相談者は、大阪近県で内科・小児科を標榜するAクリニックのA院長だ。患者は60

歳代の女性Xで、同院には3年ほど前から通院している。

4カ月ほど前に受診した際、「少し咳が出る」との訴えがありX線撮影検査をしたが、特に問題となる所見は見つからず、A院長は抗菌薬などを中心に処方した。その後、3カ月が経過してもなお、咳は断続的に続いており、Xにはわずかな発疹も出ていたという。Xにはもともとアレルギーの素因があり、風邪シーズンでもあったため、A院長は同じ治療を継続した。

数週間前、Xが「大学病院でも診てもらいたいので、紹介状を書いてほしい」と言ってきた。X自身はA院長の診療には満足しているようだったが、夫のYから「病院でちゃんと検査したほうがいい」と言われたようだった。Xに紹介状を渡すと、Xは申し訳なさそうに「どうもすみません」と頭を下げたという。その後、Xは紹介先の大学病院を受診した。

ところが、A院長にとって思わぬ展開が待っていた。大学病院の担当医は、検査結果からXを肺腺癌と診断した。数日前、Xの夫YがAクリニックに一人でやって来た。そしてA院長に会うなり、「4カ月前は『何も問題ない』と言っていたじゃないか。何で4カ月ほどでこうなるんや。癌の見落としではないのか」と怒鳴った。

Yによると、Xは肺腺癌のステージⅣだという。A院長は相手の剣幕に押されっ放しで、しかも40~50分にわたる抗議を受け、すっかり動揺し疲弊してしまった。どう対応したらよいのかわからなくなり、私に相談の電話をかけてきた。

私はA院長に対し、まずは大学病院に診断の詳細を確認するようにアドバイスした。A院長がすぐに大学病院の担当医と連絡を取ったところ、診断はYの言う通り肺腺癌のステージⅣであった。

尾内流解決術

事実を受け止め、誠実に対応する

A院長から報告を受けた私は、次の四つのアドバイスを送った。

まず、Xが肺腺癌であることは事実なので、「医師として接していながらそれに気づかなかったことは痛恨の極みであり、申し訳ない」と謝罪する。そして、「今後、自分にできることがあれば協力したい」と申し出ること。

第二に、Xの夫であるYに、4カ月前に撮ったX線画像や血液検査の結果を見せながら、「問題ない」と判断した経緯を再度説明すること。

第三に、A院長が所属する県医師会に連絡を入れること。このトラブルが医療過誤に相当するかどうかは、現段階でははっきりしない。「4カ月前の段階では癌の見落としはなかった」と主張することはできるだろうが、その後、患者の状態の変化から癌であることを見抜けなかった点については、責任が問われる可能性が大きい。だからこそ、医師会の医師賠償責任保険の利用を視野に、早い段階で医師会の医事紛争担当者に相談に乗ってもらうことが重要だ。

それだけで、A院長の心理的な負担は大きく軽減する。

最後に、このトラブルが本格化するのは、患者の容体が悪化したり、助からなかったりした時だ。そのことをしっかりと心に留め置くこと。だからこそ、可能な限りXの診療に積極的に協力し、Yへの心証をよくする努力をしていくことが大事になる。

A院長は私のアドバイスを早速実行に移した。夫のYに来院してもらい、まず、医師として接していながら肺腺癌に気づかなかったことに対して謝罪の気持ちを伝えた。そして診療の経緯を丁寧に説明した。しかし、Yには納得してもらえなかったそうだ。YはA院長をにらみつけるようにして話を聞いていたという。Yにしてみれば「いくら言い訳を聞いても、癌に気づかなかったことに変わりはない」という思いだったのだろう。Yは最後に「これからは家内のために協力しろよ」と吐き捨てるように言った。

Yの怒りは簡単には解けないだろうし、今後、Xが助からなくなった場合には、Yの怒りはさらに大きくなる恐れもある。しかし、A院長としては誠意を持って、いまできることを精一杯、果たしていくしかない。

トラブルの教訓

「思い込み」の怖さを肝に銘じる

このトラブルはまだ進行中であり、この先どのような展開を見せるかはわからない。A院長は責任を痛感しており、「Xさんのためにできることはやる」という覚悟はできているようだ。その思いが、Yに伝わることを願うばかりだ。

このケースでやや不運だったのは、咳の症状でXが受診したのが、風邪の患者の多い季節だったことだ。しかも、Xは控えめな性格で、日頃から自分の症状を強くアピールするようなことは少なく、「治療が長引いて申し訳ない」ということをよく口にしていたという。そういう控えめな患者に対しては、医師のコミュニケーション能力が高くないと、診断に必要な情報が得られず、このケースのように判断を誤りやすいと言えるのではなかろうか。

診療は患者と医師の共同作業だ。患者からの情報は、診療方針を決める最も重要な要素であることは言うまでもない。このケースでは、問診の際の情報収集が不足したことに加え、肺腺癌は初期段階では見抜きにくい疾患であることや、来院患者が風邪ばかりだったという状況が、患者が発した「咳が止まらない」というシグナルをかき消してしまったのかもしれない。「思い込み」の怖さを思い知らされた事例だった。

SBARで紐解くトラブルの構造

S 状況（Situation）

「咳が続く」という訴えの患者に抗菌薬の処方を続けた。患者から「大学病院で検査したい」と申し出があり、紹介状を書いた。検査の結果、ステージⅣの肺腺癌と判明。患者の夫が癌の見落としに対して強く抗議してきた。院長はすでに非を認め、謝罪している。

B 背景（Background）

患者は控えめな性格で、自分の症状を強くアピールするタイプではなかった。肺腺癌は初期段階では見抜きにくい疾患であり、X線画像や血液検査の結果からは、予兆を見て取ることはできなかった。

A 分析・仮説（Assessment）

院長に「風邪だろう」の思い込みがあった。癌を見逃したのは事実で、患者の夫が怒るのも無理はない。夫の怒りが本当に爆発するのは、患者の容体が悪化したり、助からなかった時だ。

R 対策（Recommendation）

再度、見落としに関して謝罪し、診療の経緯を患者の夫に詳しく説明し、少しでも理解を求める。また、患者の今後の診療について、可能な限りサポートすることを約束する。また、医師賠償責任保険の利用を想定し、医師会の担当者にも相談しておく。

緊急事態発生！「助けて」と電話してきた院長

医療従事者は、患者からの暴力に遭遇する確率がかつてよりも高まっていると私は考えている。いつどんな患者が運び込まれてくるかわからない病院の救急外来はもちろん、入院でもクリニックでも、あらゆる診療科で患者による暴力が発生する危険度は上がっていると考えておいたほうがいい。

次に紹介するのは、暴力とはあまり縁がないと思われる眼科診療所で起きた暴力トラブルだ。それだけ聞くと、医療機関側が何か医療ミスを犯し、対応もかなりまずかったからではないかと思うかもしれないが、暴力の引き金になったのはそうした理由ではなかった。いくつかの要因が蓄積し、それが臨界点を超え、暴力行為という形で現れてしまった。

5 トラブルの概要

何気ない一言に怒り狂った患者

「たっ、助けてください！　怖いんです。大変なんです！」

発端は、大阪市内で眼科を開業するA院長（女性）からの１本の電話だった。電話をとるなり、A院長の悲鳴に近い、かなり切羽詰まった声がいきなり飛び込んできた。院長の声の後ろで、誰かがわめき散らしているのが聞こえた。

どんなシチュエーションかよくわからなかったが、院長は携帯電話を片手に走っているようだった。いや、これは誰かに追われて逃げている。追いかけているのは、どうも患者のようだ。状況が切迫していたので、私は詳しい状況を後で確認することにし、A院長には「いますぐ警察に通報し、至急来てもらうように。それから安全な場所に逃げてください」と指示した。

ほどなくして警察が到着。警官を見て、患者は鎮まるどころか激昂し、警官に食ってかかったという。その後、院長、患者とも、近くにある警察署に向かい、そこで事情を聞かれることになった。警察署に行く直前、A院長から私に再び電話がかかってきた。その時、トラブルの経緯を詳しく聞くことができた。

院長を追い回していたのは58歳の男性患者X。近くの総合病院からの紹介で来院し、今日で2回目の受診だった。症状はものもらい（麦粒腫、関西では「めばちこ」と言う）。Xは中国籍で生活保護受給者。院長とのやり取りでも日本語の理解が不十分なところがあり、院長の説明をどの程度理解できていたのかはわからなかったという。

Xのめばちこは結構大きかったので、麻酔薬を使い、患部を針で突き、少し切開して膿を出した。眼科ではよく行う治療であり、その後は抗菌薬の内服や点眼で完治する。2度目の来院時、Xの処置後の経過を見たが、何の問題もなかった。しかし、A院長が何気なく「角膜のところに少し傷がありますねえ」とつぶやいたところ、Xは急に怒り出し、その後、怒りがエスカレートしていった。Xは携帯を取り出し、誰かに加勢を求める電話をかけていた。

しばらくしてXの長男が到着した。34歳でかなりの大男だった。Xは勢いを得たのか、それまで以上に食ってかかってきた。女性職員の一人が長男に頭を殴られ、結っていた髪がほどけた。身の危険を感じた院長は私に電話をかけ、その後、私のアドバイスに従って警察に通報したというのが、おおよその経緯だ。

「警察でどう話をしたらいいんでしょうか？」

A院長からの2回目の電話でこう聞かれたので、私は思いつくまま次のようにアドバイスした。

尾内流解決術

原因分析しつつ、冷静に事実を振り返る

おそらく警察では、「どうしてこういうことが起きたのか」と聞かれるはずだ。それに答える際のポイントは、院長なりに原因をある程度はっきりさせて、経緯をコンパクトに伝えることだ。いま、A院長は動揺していて「何でこんなことになったのか、訳がわからない」と思っているかもしれないが、そんな時こそ、原因を分析しつつ医師として事実を冷静に振り返ることが欠かせない。

話を聞く限り、Xは「角膜のところに少し傷がある」というA院長の説明を曲解している可能性が高い。A院長は日頃から患者に対して、気づいたことは何でも伝えることをモットーに診療しているそうだが、それが裏目に出た可能性がある。おそらくXは、今回のめばちこの治療で角膜に傷がついたと誤解したが、A院長は平然としていて、自分に詫びる気配さえない。それで、気分を害したのだろう。

確かに、初診時に何も言われなかったのに、再診時に「角膜に傷がある」と告げられれば、「その傷は処置時にできた」と患者が勘違いする恐れがある。ドライアイや眼を強くこすることなどで、角膜が傷つくことはよくあるが、それを説明する前に、相手はキレてしまった。

そこでまず、警察への説明については、Xがめばちこの治療で来院し排膿処置はうまくいったが、「角膜に少し傷がある」と伝えたところ、Xが「前回の治療で傷つけられた」と勘違いしたのかもしれない、Xは日本語を十分に理解できていない、Xは激昂して長男を呼び、長男が職員を殴った、と要点を簡潔に伝えるとよいだろう。

次に、職員への暴行は断じて許されるものではない。暴力は犯罪である。告訴するかどうかは被害当事者である職員の意向によるが、少なくとも院長は「患者の関係者だから穏便に」などと思わないことが肝心だ。そして当然のことながら、この先、A医院でXを診療する必要はない。もともとかかっていた総合病院に送り返してもいいのではないか。

私はとっさに思いついたこれらのアドバイスをA院長に伝え、すべてに納得してもらえた。アドバイス通り、A院長は診療の経緯や、Xが院長の発言を誤って受け止めて激怒した可能性があることを警察に簡潔に伝えた。

警察の担当者からは、「怖い思いをされて大変でしたね」と大いに同情されたという。警察によると、私の予想通り、XはA院長の発言を誤解していたという。結局、A院長や暴力を受けた職員も告訴しなかったため、Xとその長男は罪に問われなかったが、警察でたっぷりお灸を据えられたそうだ。

トラブルの教訓

聞き手の立場にポジションチェンジ

このトラブルの原因を突き詰めていくと、医師と患者間のコミュニケーションが不十分だったことに突き当たる。ひょっとしたら、患者の日本語の理解が不十分でなくても、起き得たトラブルかもしれない。

一つ気になったのは、A院長の「気づいたことは何でも伝える」という考え方の是非だ。確かにいろいろな考え方があり、診療の基本方針にいちいち口を挟むつもりもない。ただ、実践していただきたいのは、気づいたことを即、伝えるのではなく、伝える前に一度、自分の中で「これを相手（患者）が聞いたらどう思うだろうか」と考えてから、伝えることだ。話し手と聞き手のポジションを入れ替え、聞き手のフィルターを1回通すことで、伝え方も相手に配慮したものに変わっていく。一言の影響力が大きい医師という立場である以上、思ったことを口に出す前に中身を吟味する習慣を身につけていただきたい。

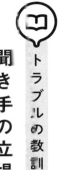

SBARで紐解くトラブルの構造

S 状況（Situation）

ものもらいを治療中、患者に「角膜が傷ついている」と指摘したところ激怒した。患者は長男を電話で呼び出し、長男が職員に暴力を振るったため、すぐに警察に通報した。患者と長男は警察に連行され、院長も同行し、事情を聞かれた。

B 背景（Background）

患者は中国籍で、日本語の理解が不十分だった。院長が話していることをちゃんと理解しているか疑わしかった。

A 分析・仮説（Assessment）

患者の怒りは、院長の発言に対する誤解によって生じた。「角膜が傷ついている」という指摘を、「院長の治療中に傷ついた」と勘違いしたようだ。しかも、院長が誤解を解こうとする前に、患者の怒りが爆発し、誰にも止められない状態になってしまった。

R 対策（Recommendation）

すでに警察が介入し、患者の誤解が解けたため、トラブルは解決した。ただし、思ったことを、深く考えずに何でも口に出してしまう院長の性格には、常に誤解のリスクがつきまとう。特に、患者にとってネガティブな話をする際には細心の注意が欠かせない。

実例で学ぶトラブル解決術 8

「職員に虐待されている」と訴えられたらどうする？

高齢社会の日本。その影響は患者トラブルの中身にも及んでいると私は感じている。その一例は、認知症患者が引き起こすトラブルが明らかに増加していることだ。それも、認知症の治療で医療機関に通っているのではなく、他の疾患で通院、または入院していて、認知症が疑われる患者のことである。医療機関や介護施設では、教育・研修などに力を入れていることと思うが、認知症が疑われる患者の扱いに慣れていない方々がまだ多いように感じる。再び、認知症が疑われる患者の事例を取り上げる。

トラブルの概要

示談金を要求してきた入所者の長男

「うちの老健施設に入所している高齢の女性Xのことで相談があります。Xの長男Yが『入所している母（X）が職員から虐待された』と騒ぎ、市に通報したのです。もちろん、そんな事実はありません。おかげで市の監査が入りました。いまのところ何のおとがめもないのですが、入所者の長男から示談金を要求されています。どうしたらいいのでしょうか」

大阪府の隣県にあるA病院のB事務長から、こんな電話がかかってきた。それまでB事務長との面識はない。どうやら人づてに私の噂を聞いて、電話をしてきたらしい。「虐待」という言葉が出てくるとは、ただごとではない。入所者やその家族とどんなもめ事があったのか、「虐待」は入所者側の誤解なのか、それとも相手はたちの悪いクレーマーなのか……。そのあたりを見極めることをポイントに置いて、B事務長から詳しく話を聞くことにした。

A病院は高齢者医療を柱とする医療機関で、介護事業にも力を入れており、敷地内に老人保健施設を併設しているほか、訪問看護ステーション、デイサービス、訪問介護事業所なども運営している。

Xは70代半ばの女性。独り暮らしで、1年前、脳出血で倒れた。急性期の病院で治療したが、左半身の麻痺と嚥下障害、高次脳機能障害が残り、回復期リハビリテーション病棟のある病院に転院した。この老健には、回復期リハビリ病院の紹介で入所してきた。

Xは入所当初から、施設側にとってはやや注意を要する入所者だったという。要介護4で、職員の指示をあまり聞こうとせず、リハビリを行おうとしても拒むことが多かった。脳出血の後遺症で脳機能障害があったせいか、スムーズにコミュニケーションを取りづらかったようだ。

ちなみに、認知症患者を簡易的にスクリーニングするためのテストであるHDS-R（改訂長谷川式簡易知能評価スケール）を実施したところ、30点中10点だった。このテストでは、20点以下が「認知症の疑いあり」とされる。

Xの長男Yがその妻とともに虐待のクレームをつけてきたのは、入所後2週間ほどたってからのことだった。Xの面会に訪れ、「話がある」と言ってB事務長を呼び出し、語気を強めてこう言った。

「母は『怖い』とか『痛い』という言葉を連発している。うちの母に何をしたんだ！　言うことを聞かない入所者や患者に暴力を振るう施設があるということをテレビで見たことがある。おまえのところも、虐待をしているんじゃないのか」

B事務長は、「暴力なんてそんな……」と弁明しようとしたが、Y夫婦の勢いに圧倒された。「じゃあ、何で『怖い』と母が言うんだ！」とYに言われると、「それは、その……」と言いよどんでしまったという。それでも、「こちらでも調べてみますので、しばらく時間をいただけないでしょうか」と何とか言葉を絞り出し、その日は引き下がってもらうことができた。その後、B事務長は、すぐに関係者から事情を聞いたが、Xに暴力を加えている事実は全く浮かび上がってこなかった。

3日後、B事務長はYに電話をかけて、そのことを伝えた。するとYは、「おまえのところの施設では、われわれ夫婦の悪口を職員が言いふらしているらしいな。この件はすでに弁護士にも相談し、市にも苦情を申し立てた」とまくし立てた。

この電話から数日後、市の担当者から、虐待の通報があったので事実確認のため監査を行うと連絡があった。後日、2日間にわたって、事務長、ヘルパー、理学療法士、作業療法士などのヒアリングが行われた。あくまで事実確認のための監査だったが、Y夫婦は監査が行われた事実をもって「市も『虐待あり』の疑いを持った。自分たちの言い分が通った」と受け止めたようで、その後は来所するたびに態度が高圧的になっていった。

その日も、フロアに響き渡るような声で、Yはこう怒鳴った。「肩が『痛い』と母が訴えているだろ。早く湿布を貼れよ。それに頭も痛いと言っているのに、放置するのか。すぐ責任者に連絡しろ。そして、ちゃんと処置したかどうか、明日必ず、その結果を俺に電話で報告しろと責任者に言っておけよ。ちゃんと言うことを聞かないと、今度は警察に通報するぞ。何しろ、この施設では虐待が横行しているんだからな。いいか、湿布は毎日、忘れずに貼れよ」。

応対した看護師が、「責任者は明日休みですので、必ず明日連絡できるかわかりません」としどろもどろに言うと、Yは激昂して「とにかくつべこべ言わずに連絡するんだ。わからんのか。全く失礼な奴だ」と大声を張り上げた。B事務長が見かねて「他の入所者の方に迷惑ですので、大声を出されては困ります」と注意すると、Yは噛みつくような物言いでこう切り返してきたという。「あんたらがそういう態度をとるから、大きな声になるんだ。母を虐待されている家族がどんな気持ちでいるのか、よーく考えてみろ」。

老健施設では、Xが「怖い、怖い」と訴えるのは、認知症のせいではないかと考えていた。そこで、Yを何とか説得して、Xを精神科クリニックに受診させることができた。しかし、1回の受診だけで認知症とは判断しにくいようで、また、Xは高次脳機能障害を抱えていたので、抗不安薬などの薬剤投与には慎重にならざるを得ず、Xの不安症状を改善するには至らなかった。

そうこうするうちにYは、示談の条件や金額などをB事務長に提示し始めてきた。相手がちらつかす示談の条件は、(1) 虐待の事実を認める、(2) 90万円以上の和解金を支払う、の二つだった。そして、「自分たちの条件をそちらが飲まなければ、絶対退所はしない」「さっきも母親の友人から電話が入り、決着するまで居続けるべきと言われた。その友人は右翼の関係者だ」と言ってきた。老健施設やA病院の幹部の間では、「90万円で済むなら払ってしまえ」という意見が主流になってきているという。

B事務長は困り果て、私のところに電話をかけてきたというのが、おおよその経緯だ。

尾内流解決術

躊躇なく跳ね返す

B事務長の話を聞いて、流れはだいたいつかめた。入所者Xが、リハビリを受けることに対してなぜ「怖い」とか「痛い」と言っているのかは、現状では謎のままだ。認知症の影響があると考え、Xに精神科クリニックを受診させたのは正しい判断だと思うが、残念ながら、老健施設側が期待するような診断結果が得られなかったのは誤算だったかもしれない。

しかし、B事務長の話を聞く限り、細かな点で老健施設に改善の余地はいくつかあるかもしれないが、損害賠償に値するような落ち度は認められない、と私は判断した。確かに、Xは気分が非常に不安定で、リハビリに対して本人をやる気にさせるのは相当大変なことに違いない。これは私の想像だが、おむつの交換時の体位変換や、車いすへの移乗時に後頭部を保持する際などに、本人に恐怖を与える可能性は十分ある。また、職員の「リハビリをやったほうがいいですよ」という説得が、Xには「嫌なことを無理やりやらせようとする＝怖い」と感じられたのかもしれない。

それはともかくとして、Xの長男Yの行動は、もはやクレームの域を大きく超え、明らかに「脅し」の領域に入っている。Yから「母が老健施設で虐待を受けている」と通報を受けた市が、この老健施設に監査を行ったことを、Yは勘違いして捉えてしまっているが、これをきっかけに要求をエスカレートさせたようだ。しかし、「市の監査＝クロ」ではない。むしろその後のおとがめがないのだから、老健施設側にとっては、落ち度が認められなかったことの証になるはずだ。

ただそうは言っても、市から監査を受けたことは、決して自慢できることではない。Yはそれを見越して、軽い脅しをかけているのかもしれない。加えて、「要求が通るまで退所しない」「右翼の友人がいる」とちらつかせたことで「一線」を越えてしまった。その「一線」とは、悪質（入所者の家族を含む）かどうかを判断する境界線のことである。一線を越えたからには、もはや善良な入所者の家族として応対する必要は全くない。

これで方針が決まった。Yに対しては、跳ね返すべき相手として、毅然と対応するということだ。

それにしても、A病院や老健施設側の「事なかれ主義」は少々問題だ。仮に、90万円を支払ったとしてもそれだけでは済まないだろう。そんな弱腰の態度を見せていると、「あの施設は金払いがいい」という噂が広がり、そのにおいを嗅ぎつけて、悪意に満ちたクレーマーがどんどん集まってくるかもしれない。その場しのぎの対応をしていると、トラブルはあとで倍返し、3倍返しとなって舞い戻ってくるものだ。まず、「Xさんが不快な思いをしたことに対しては申し訳ないが、その点に関しては、ケアの方法や接遇を改善していきたい。しかし虐待の事実はなく、示談金を支払うつもりはない」ときっぱりと伝えてはどうかとB事務長にアドバイスした。

二つ目の着眼点は、この家族と老健施設との信頼関係はすでに崩れているということだ。したがって、Xのケアをこれ以上継続することは難しいと判断すべきである。脅しのような言葉をかけてくる入所者の家族に対して、老健施設側が我慢する必要などない。恫喝してくる人間に、何を躊躇する必要があるだろうか。Y夫婦に対して、Xの即刻退所を求めたほうがいい。幸い、Xも緊急を要するほど体調が悪いわけではない。そこで、「信頼関係が崩れている以上、当施設でケアを継続することは難しい。職員もあなたの迷惑行為に傷つき、疲弊している。転所先を紹介するので、応じてもらえないか」と、施設側でも業務に支障が出つつあることをにおわせながら、転所という妥協案を持ちかけてみてはどうか。

以上のアドバイスをしたところ、B事務長は「ありがとうございます。決心がつきました」と言って、電話を切った。B事務長も、A病院や老健施設幹部の「安易にカネで解決しようとする姿勢」に疑問を感じていたようで、私のアドバイスを聞いて自分の考えに自信を持ち、強気の姿勢でYに相対する覚悟を決めたようだった。

数日後、B事務長はYと面談した。B事務長の毅然とした態度に、Yは戸惑った様子を見せた。多少の押し問答はあったものの、施設側に示談金を払う意思がないことがYに伝わったようで、以降、示談金の話は影を潜め、現在、転所に向けて調整が進められているそうだ。

トラブルの教訓

医療機関自らがトラブルを解決困難にしていることも

実は後日、市から老健施設に口頭で監査の報告があった。その内容は、「身体的虐待の事実は確認できず、心理的虐待に関してはあったともなかったとも言えない」というものだった。少しまどろっこしい表現だが、一言で言えば、虐待の事実を見つけることはできなかったということだ。トラブルはすでに解決に向かっているが、これでYが根拠にしていた「市の監査＝クロ」のロジックは完全に崩れ、だめ押しとなるだろう。

ただ、反省点もある。高次脳機能障害のほか、認知症が疑われる患者に対する老健施設側の受け入れ体制が、果たして十分だったのかという点だ。もう一度チェックし、改善していく必要があるのではないだろうか。

また、施設幹部が、カネで早く決着させようと考えていたこともいただけない。老健施設（医療機関）側に少しでも隙（例えば、すぐにカネで解決しようとする姿勢）があると、簡単に解決する問題が一気に複雑化する。自らトラブルを解決困難にしてしまう恐れがあるのだ。医療機関や介護施設の経営幹部の方々は、特にその点に注意して、患者や入所者のトラブルの対処に当たっていただきたい。

SBARで紐解くトラブルの構造

S 状況（Situation）

市から、「『職員に虐待されている』と入所者の家族から通報があった」との連絡が来た。市は監査を実施し、それ以降、入所者の家族の態度が高圧的になり、示談の条件として金銭を要求してきた。

B 背景（Background）

入所者は以前から、リハビリを受ける際に、「怖い」「痛い」と訴え、入所者の長男からクレームが入っていた。長男は、施設側に虐待の事実を認めさせて、慰謝料を受け取ろうとしていた。長男の発言の中には、脅しと受け取れるものもあった。

A 分析・仮説（Assessment）

入所者は気分の変化が激しく、認知症の可能性が考えられる。体位変換や車いすへの移乗時に「怖さ」を感じたのかもしれない。しかし、入所者の長男の傍若無人な言動は許されるべきものではなく、施設側に落ち度がない以上、謝罪も示談金の支払いも必要ない。

R 対策（Recommendation）

入所者の長男と面談し、虐待の事実はないため、示談金を払う考えがないことをはっきり伝える。他施設への転所を前提に、強気の姿勢で交渉する。ただし、認知症が疑われる患者に対する老健施設側の受け入れ体制にも、改善の余地がある。

実例で学ぶトラブル解決術 9

病院の退院勧告を無視して居座る患者

次に紹介するのは、退院を拒み続ける入院患者の事例だ。患者が退院できる状態にあるにもかかわらず、患者本人、あるいはその家族が退院を拒むケースをしばしば耳にする。おそらく患者が家に戻ってくると困る事情があるのだろうが、病院側としては、入院の必要のない患者をそのまま居座らせるわけにはいかない。

もし、患者側のわがままを聞けば、さらに自分勝手な主張を突きつけてくるかもしれない。ほかの患者に示しがつかないだけでなく、ベッドが一つ占有されることで経営的にもマイナスだろう。病院側の退院勧告に患者側が従わなかった場合、どのような対応をすればいいのか、実際のケースを通じて見ていこう。

5 トラブルの概要

母親の退院を拒絶し、クレーマーに変貌した息子

「ある高齢の入院患者の息子さんとトラブルになって困っています。もう入院の必要はないと判断したのですが、息子さんは受け入れてくれません。それどころか、退院を口頭で勧告して以来、病院に対する不満やクレームを猛烈に言ってくるようになり、最近では職員が数時間にわたって病室に引き留められ、一方的に責められました。この患者を何とか退院させる方法はないでしょうか？」

電話をかけてきたのは、大阪府内にあるAリハビリテーション病院のB事務長だった。A病院の周辺には、同じ経営主体の病院がいくつかある。今回、トラブルとなっている80歳代後半の女性患者Xは、同系列の急性期病院から送られてきた。その息子Yは50歳代で、中小企業経営者だという。私は詳しい話をB事務長から聞くことにした。

Xは転倒して大腿骨転子部を骨折。同系列の急性期病院で手術を受けた後、2カ月前、リハビリのためA病院に転院。その後のリハビリは極めて順調で、今月に入って病院側は息子Yに今後の入院計画を説明する際、少なくとも1カ月以内に退院してもらうことになると説明した（実際には、その時点でも、頑張れば通院に切り替えられる状況だった）。

しかし、これを境にYの態度が一変した。何かにつけて、看護師や職員に食ってかかるようになったのだ。それまでは、クレームや苦情が全くなかっただけに、Yの変貌ぶりは職員たちに異様に映った。そのクレームの中身も、大半は同系列の急性期病院での対応への不満であり、A病院に対しても、「リハビリの量、質ともに不十分であり、いまの段階で母親を退院させるなどとんでもない。責任放棄だ」などとまくし立てているという。一度、Yにつかまると長時間文句を言われるので、職員たちはYを恐れるようになってしまった。

病院側は先日、これ以上の入院の必要を認めないので退院してほしいとYに口頭で伝えたが、Yからは「リハビリはまだ不十分だ」と拒否されてしまった。入院療養して回復したら、患者やその家族から感謝されるのが普通である。しかし、順調に回復しているのに非難されるのだから、病院側にとってこんな理不尽なことはない。B事務長はたまりかねて、私に相談の電話をかけてきた、というのがトラブルの概要だ。

尾内流解決術

「法的手段も辞さず」の強い姿勢を見せる

B事務長の話を聞いていて不思議に思ったのは、なぜYが母親の退院を嫌がっているのかという点。だが、その理由は結局わからなかった。おそらく、退院しても受け入れにくい家庭の事情か何かがあるのだろう。もちろん、その理由がわかったところで、Yに同情するつもりはない。入院の必要がないとの病院の判断が下されれば（もちろんこの判断が適切であることが前提）、患者はそれに従う義務がある。

ちなみに、岐阜県のある病院が入院患者を退院させるために患者を訴えた裁判の判決では、そのことが明確に示されている（岐阜地方裁判所平成18年（ワ）第２３８号、平成19年（ワ）第２６４号）。入院を伴う診療契約は、病院の入院患者用施設を利用して、患者の病状が、通院可能な程度にまで回復するように、治療に努めることを目的とした私法上の契約である。患者の病状が通院可能な程度にまで治癒したと医師が診断し、それに基づき病院から患者に対し退院すべき旨の意思表示があった時は、医師の診断が不合理なものでない限り、入院を伴う診療契約は終了し、患者は速やかに病室から退去する義務を負うものと解される。

今回のケースでも、これが見事に当てはまる。A病院は「通院可能な程度にまで治癒したと診断」しており、「患者に対し退院すべき旨の意思表示」をしている。B事務長の話を聞く限り、A病院の診断が不合理なものとは思えない。よって、A病院と患者Xの入院を伴う診療契約は終了し、患者は速やかに退院しなければならない。

こうした事情を踏まえて、私は思いつくまま、B事務長に次のようなアドバイスを送った。

まず、YのA病院に対する迷惑行為は明らかであり、A病院には全く落ち度がないことから、Yに対しては、一般の患者や家族への対応ではなく、危機管理モードで臨む必要がある。X

は十分退院できる状態にあるので、ある程度、強い手段に打って出るのがいいだろう。

Yはこれまでの病院側の対応から、ゴリ押しすれば無理な要求でも通る、と思っている可能性がある。その甘い見通しを打ち砕くためにも、毅然とした姿勢を見せることが欠かせない。具体的には、病院の顧問弁護士を通じ、配達証明付き内容証明郵便で、退院をあらためて勧告することを勧めた。従わなければ法的手段も辞さないという姿勢を明確にすることで、Yの態度が一変する可能性が高いと思った。

もし、配達証明付き内容証明郵便を送付しても、YがXの退院に踏み切ろうとしない時には、法的手続きに進むことになるが、おそらくそこまでは行かないだろう、というのが私の読みだった。

B事務長は、私のアドバイスを着実に実行した。すると、Yはそれまでのかたくなな態度を翻すかのように、Xの退院に応じたという。その際、病院では、退院後の患者のケア体制をどのように整えるかについて、丁寧に相談に乗ったという。

トラブルの教訓

伝家の宝刀は抜き時が肝心

Yは、自分の迷惑行為に対して、病院側がまさか弁護士までかつぎ出してくるとは思ってもいなかったのではないか。だからといって、患者トラブルの場合、その解決を何でもかんでも弁護士に依頼すれば解決できるというものでもない。トラブルの内容によって、向き、不向きがあり、件数で言えば、「不向き」のほうが圧倒的に多いように思う。やはり、弁護士には、解決に当たって訴訟や法的措置がからんだ時にご登場願うのがベストだろう。伝家の宝刀は抜き時が肝心だ。

SBARで紐解くトラブルの構造

S 状況（Situation）

入院患者が退院できるまで回復し、実際に退院を促したところ、患者の家族（息子）の態度が急変。退院に強く反発し、以後、何かにつけてスタッフにクレームをつけてくるようになった。一度、クレームを言い始めると時間が長くかかり、業務に支障が生じるようになった。

B 背景（Background）

在宅では面倒を見切れないなど、患者を退院させたくない事情が、患者の家族にある可能性が考えられた。患者の息子は「病院の責任放棄だ」と主張しているが、病院側に落ち度は見当たらない。

A 分析・仮説（Assessment）

患者側に退院したくない事情があろうと、病院に居座る理由にはならない。入院を伴う診療契約は、患者の病状が通院可能な程度にまで回復するよう、治療に努めることを目的とした私法上の契約であり、医師が退院可能と診断したら、患者は従う必要がある。

R 対策（Recommendation）

患者の息子に対し、弁護士を通じて退院を勧告する配達証明付き内容証明郵便を発送する。従わなければ法的手段も辞さないという姿勢を明確にして、病院側の毅然とした姿勢を見せる。

患者の強引な要求に屈し苦境に陥った院長

精神疾患が疑われる患者とのトラブルは、あらゆる診療科で発生する可能性があるが、このところ特に多くなっているのが精神科と心療内科からの相談だ。ほとんどのケースは、相談者と一緒に考える中で解決の道筋が見えてくる。最近起きたトラブル事例を題材に、解決方法や課題について考えてみたい。

トラブルの概要

院長は思わず「イエス」と言ってしまった

相談者は大阪府内のA医院のB事務長だった。A医院は精神科、心療内科を標榜している。トラブルの相手は44歳の会社員の男性患者X。これまでにもA医院を受診したことがあり、数日前、労災の申請でA医院を訪れた。

言ってきた。

『7号様式』の請求書は会社にないので、『5号様式』の請求書にぜひ書いてくれ」とXは

「5号様式」とは「療養補償給付たる療養の給付請求書」のことで、労災指定医療機関で治療を受ける時に提出するもの。一方、「7号様式」は「療養補償給付たる療養の費用請求書」のことで、労災指定医療機関以外で利用を受けた場合に労働基準監督署に提出する用紙のことだ。

A医院は労災指定医療機関ではないため、5号様式の記入に応じることはできない。当初、A医院はそのように対応した。ところが、Xは「どうして書かないんだ」「非指定と指定とでは、判断が違うのか」「何とか労基署とかけあってくれ」などと執拗に食い下がってきた。Xがあまりにしつこかったのと、3年前からの通院患者であり、知らない仲ではなかったこと、さらには多くの患者が診療を待っていたことなどから、あり得ないことだが、A院長はXの要求に応じてしまったというのである。勢いに押されて拒否できなかったらしい。用紙記入には時間がかかるので、次回の来院時に渡すことにしていた。

A医院の名で「5号様式」に記入して労基署に提出すれば、あとで労基署から問い合わせや指導が来ることは明らかだ。A院長にもそれはわかっていた。そこで、その日の診療が終わった後、A院長とB事務長が対応を協議し、まずはXが勤める会社の健康保険組合にB事務長が電話をかけた。すると、意外な事実が判明した。

Xは、「会社には7号様式がない」と言ったが、会社側の説明では、そのような事実はない

という。つまり、Xが会社の意向を無視しているか、5号様式・7号様式の詳細を正しく理解できていないかのどちらかであると考えられた。Xがなぜ「5号様式」にこだわっているのかは、私だけでなくA院長もB事務長も、健保組合の担当者も理解不能だった。

B事務長はその会社の労災担当者から、「Xが7号様式を提出するようにちゃんと伝えてほしい」と逆に頼まれてしまった。この段階で、私のところに相談の電話をかけてきたというのが、トラブルの大まかな経緯だ。

尾内流解決術

対応はシンプルに、かつ毅然と「ノー」

私は、患者Xについて詳しい情報を得ようと、B事務長に追加で質問した。そこからわかったことは、Xは「ストレスによる自律神経失調症」と診断されていたが、3年前の通院開始当初は、「うつ病、統合失調症の疑い」とカルテに記載されていたことだった。どこかの時点で、病名が変わった。この数年で症状が軽快に向かっている様子はない。むしろ、以前は規則正しく通院していたが、最近は通院間隔がかなり乱れているという。

さまざまな医師の診断の傾向を見ていると、陰性反応だけにとどまっている場合には、「統合失調症」という診断に踏み切りづらい面があるのではないか、と私は思う。特に会社勤めの患者は、深刻な病名をつけられたくないし、その病名を会社に知られたくない気持ちにもなるだろう。あくまで私の想像の域を出ないが、医師側にもその患者の意向、社会的立場、価値観などを一部考慮して、病名をつけるような配慮が働いているのではないだろうか。

実際のところ、統合失調症の時期的判断は難しいと聞く。それもあってか、統合失調症の「潜伏期」とは言わずに、「抑うつ状態」「自律神経失調症」「神経症」などの病名をつけ、統合失調症の発症リスクを意識した投薬などが十分行われないケースがあるということを、親しくしている精神科医から聞いたことがある。

Xがなぜ「5号様式」の提出にこだわったのか、誰も理解できなかったと先に述べたが、それも、Xの病気のせいとは考えられないだろうか。

これらを踏まえてB事務長には、次のようなアドバイスを送った。

幸いなことにXには給付申請書をまだ渡していなかったので、すぐにXと連絡を取り、「5号様式」の記入には応じられない旨をはっきりと伝える。その際には、Xが勤務する会社とも相談済みであることを伝えておくとよいだろう。外堀を埋めておけば、Xはあっさり引き下がるのではないか、というのが私の読みだった。相手が聞く耳を持つようであれば、労災ではなく傷病手当金の申請への切り替えも、提案してみてもいいかもしれない。

もう一点気になるのは、Xの今後の治療に関してだった。検査設備の整った病院で諸々の検査を受けることをそれとなく勧めてみてはどうか。私は医師ではないが、素人ながら、統合失調症の陰性症状の進行度合いをチェックし、対処していくことが重要ではないかと感じたので、釈迦に説法とは思いつつ、アドバイスにつけ加えた。

B事務長は私のアドバイスをすぐに実行した。Xはあれだけ執拗に「5号様式」への記入をA院長に迫ったにもかかわらず、「当院では対応できない。Xさんの勤務先とも相談した」と伝えるとあっさり引き下がった。また、労災には固執せず、傷病手当金の申請などに切り替えることにしたという。予想通りの結末だった。

トラブルの教訓

専門家でも手を焼く患者がやってきたら……

Xとのトラブルは収まったが、「Xへの精密検査については折を見て勧めたい」とB事務長から報告があった。確かに、話の持ちかけ方によっては、新たなトラブルの火種になりかねないので、急ぐ必要はないのかもしれない。

精神科や心療内科であっても、統合失調症が疑われる患者の対処にはかなり手を焼くという。こうした症状を抱えた患者が他の疾患で医療機関を受診した場合、そして何らかのトラブルを起こした時には、専門的な知識があっても現場が混乱するのは想像に難くない。

SBARで紐解くトラブルの構造

S 状況（Situation）

労災の申請に訪れた患者から、「『7号様式』の請求書は会社にないので、『5号様式』の給付請求書にぜひ書いてくれ」と依頼があった。A医院は労災指定医療機関ではないため断ったが、患者の執拗な食い下がりに院長が根負けして、承諾してしまった。

B 背景（Background）

患者は「ストレスによる自律神経失調症」と診断されていたが、通院開始当初は、「うつ病、統合失調症の疑い」とカルテに記載されていた。だが、症状が軽快に向かっている様子はない。

A 分析・仮説（Assessment）

患者が属する健保組合と連絡を取ったところ、「7号様式」の請求書は会社にない、という事実はなかった。労災指定医療機関ではないA医院の名で「5号様式」を記入して労基署に提出すれば、後で労基署から問い合わせや指導が来ることは明らかだった。

R 対策（Recommendation）

すぐにXと連絡を取り、「5号様式」の記入には応じられない旨と、Xが勤務する会社（健保組合）とも相談済みであることを伝える。労災ではなく傷病手当金の申請への切り替えを提案してみる。

実例で学ぶトラブル解決術 11

慰謝料を要求する患者との「落としどころ」をどう探るか

「高齢の患者から、『このヤブ医者が！ 出血の責任を取れ』と言われ、損害賠償を迫られています。いったいどう対応したらいいのでしょうか？」

電話の主は、大阪市内のA耳鼻科医院のA院長だった。出血という言葉を聞いた瞬間、医療過誤がらみの話になるのは間違いないだろうと思った。この手の話は、治療に関する客観的な事実関係を正確に把握することが何よりも欠かせない。私は気を引き締めて、A院長の話に耳を傾けた。

トラブルの概要

耳垢除去後に出血、「慰謝料を払え！」と責められた院長

患者は75歳の女性で、名前はX子。外耳道に耳垢が詰まり、その除去のために来院した。

それまでA医院への来院歴はない。A院長がX子の耳をのぞくと、両耳とも鼓膜が観察できないほど、びっしりと耳垢が詰まっていた。「少々手ごわそうだな」とA院長は感じたが、これまで多数の耳垢栓塞の患者を治療してきた経験もあり、不安はなかった。

A院長は片耳ずつ2日間に分けて除去することにし、まずは右側から着手した。耳鏡、耳垢鉗子、吸引管、小鈎などを使って、ほぼすべてかき出すことに成功した。翌日、X子は再び来院し、左耳の治療を受けた。こちらのほうは、耳垢が外耳道に強力にへばりついていて、取るのに苦労したそうだ。治療の途中でX子が2、3回ほど「痛い！」と訴えたが、何とか処置を終えることができた。

A院長によると、皮膚の弱い高齢者や子どもの場合、耳垢除去によって出血するケースがたまにあるという。そのことが頭の片隅にあったので、A院長は処置後、X子の両耳をのぞき、出血していないことを確認した。X子も「ありがとうございました」とお礼を言って帰っていった。

ところが、翌日の午前中、X子からA院長に次のようなクレームの電話が入ってきた。

「今朝、目が覚めたら、枕カバーに血がついていた。左耳から血が出ている。頭もふらふらする。あんたの治療が下手だからこうなったんだ。どうしてくれるんだ。このヤブ医者が！ 出血の責任はきちんと取ってもらいますからね！」

X子は興奮気味に、こうまくし立てた。同じような話を何度か繰り返した後、A院長に次のような要求をした。

「いまから別の耳鼻科で診てもらうことにするわ。おたくは信用できないから。だけど、ひどい治療のせいでふらついているので、そちらの負担でタクシーを手配してくれない？」

X子の剣幕に押されて、A院長は仕方なく要求を飲むことにした。職員1人をX子の自宅に向かわせ、そこからC耳鼻科クリニックに連れていった。A院長はC院長と顔見知りで、事情を話して診療を依頼した。

次の日、X子はA医院に来院して、A院長に面会を求めた。治療ではなく、慰謝料を要求しに来たのだった。A院長は「少し考えさせてほしい。必ず連絡しますから」と言って、いったんX子に帰ってもらった。追い詰められたA院長は、悩んだあげく、私のところに電話をかけてきたというのが、それまでの経緯だ。

尾内流解決術

状況を好転させる新事実が発覚

悩んでいるA院長には失礼かもしれないが、この手のトラブルは頻発していて少しも珍しくない。しかも、このケースでは幸いなことに、患者はちょっと出血したものの、かなり元気であり、解決はそんなに難しくないと感じた。

ポイントは、「患者が受けたデメリット」と「医師側の過失」をそれぞれどう見積もるかだ。患者側のデメリットが大きく、医師に大きな過失があれば、それなりの慰謝料を積まなければならなくなるだろう。

確かにX子はA医院での治療後、出血というつらい目にあった。血を見ると誰でもびっくりして、動揺する。次に、その原因をつくった医師への怒りが爆発する。さらに、別の医院にかかるなど、本来使わないで済んだ時間も取られた。これは事実だ。

その一方で、A院長が行った治療が、そんなにひどかったとは思えない。もちろん程度によるが、耳垢栓塞の治療でのちょっとした出血は珍しいことではない。こうやって、患者側と医師側の事情を精査していき、両者の「落としどころ」を探っていくわけだ。

実は、A院長の話を聞いていて一つ気になることがあった。それは、C耳鼻科クリニックのC院長とまだ話をしていないことだった。昨日、A院長は多忙だったため、C院長と連絡を取ることができなかったそうだ。C院長がどんな診断を下し、X子とどんな会話をしたのかは、X子側の事情を精査するのに欠かせない情報だ。そこでA院長に、いますぐC院長に電話して話を聞くよう指示した。１時間後、再びA院長から連絡があった。C院長と話をしたところ、思わぬ事実が発覚したそうだ。

C院長の診断は「外耳道の奥に小さな傷があり、そこから出血していた。傷は耳垢除去でついた可能性があるが、１週間程度で治る」というものだった。聴力検査も行ったが、異常はなかった。ところが、診療が終わりかけた頃、X子との会話の中で、数カ月前、X子は軽いラクナ梗塞との診断を受け、ワルファリンを服用していることが判明したという。ワルファリンは血を固まりにくくするので、耳垢除去後、枕カバーにつくほどの少量の出血が続いたのは、ワルファリンを服用していたからではないか、とC院長は言った。

つまり、耳垢除去後、外耳道に小さな傷がつき、普通ならほんの少し血が出てもすぐ固まって止血されるが、ワルファリンの影響で血が止まらなかったのかもしれない、というわけだ。C院長はそのことをX子に説明したが、「耳を傷つけたことに変わりはないでしょ」と言って、むっとしていたという。

ちなみにA医院での初診時、受付でX子が記入した問診票に、ワルファリンのことは全く触れられていなかった。

これで対処法は決まった。X子は出血というつらい目に遭ったが、そもそも出血しやすい状態にあった可能性が高い。つまり、X子のほうに減点材料が増えたわけだ。ただ、A院長はX子に対して、かなり責任を感じていたようだったので、そのあたりを勘案して、A院長には次の4点をアドバイスした。

1点目は、治療後に出血するという事態になったことに対し、X子にあらためて詫びること。2点目は、X子の耳の傷が治るまでしっかり診させてほしいと申し出ること。3点目は、出血にはワルファリンの影響も考えられ、もし問診票で事前に服用を知っていれば、耳垢水を自宅で数日間、点耳してもらい、耳垢を軟らかくしてから除去するなど、より慎重に処置する方法があったことなどを率直に伝えること。そして理解を示すようであれば、4点目にお金の話をする。具体的には、A医院とC耳鼻科クリニックでの治療代をA院長が負担する（C耳鼻科クリニックへのタクシー代はすでに負担済み）が、慰謝料の支払いには応じられない、とはっきり伝える。

私は、A院長には慰謝料を払うほどの落ち度はないと判断した。それに、X子からはクレーマーのような「悪意」は感じられない。慰謝料について口走ったのも、出血にびっくりし、一時的に感情が高ぶったからかもしれない。ただし、患者が治療後に迷惑を被ったことも事実であるし、A院長の心情もくみ取って、今回の治療に関わる費用をすべてA院長の負担とすることを「落としどころ」とした。この提案にA院長も同意し、すぐに行動してくれたようだ。

2日後、A院長はX子に来院してもらい、私のアドバイス通り、4点を伝えた。X子はだいぶ落ち着きを取り戻していたようで、意外にもA院長の話をすんなりと受け入れてくれたという。出血の直後は、気が動転していたのかもしれない。心の乱れが収まり、ワルファリンの話を聞いて、自分にも少し非があるという気持ちが芽生え、A院長を責める勢いも衰えたのだろう。

トラブルの教訓

落ち度がある場合でも「言いなり」は禁物

このケースでA院長が反省すべき点が一つある。それは、X子から最初にクレームを聞いた時、「悪いことをした」という思いを強く持ちすぎ、その結果、X子の言いなりになってしまったことだ。自分の目でX子の状態を確認せず、すぐ他の医療機関を紹介したのは、無責任と言われても仕方ないだろう。

確かにX子は「A院長にはもう診てもらいたくない」と言ったようだが、少なくとも来院を促すべきだった。その結果、どうしてもX子が来院を拒むようであれば、やむを得ず、別の医療機関を紹介する。

結局、取った行動は同じなのだから、自院への来院を促しても何も変わらないのではないか、と思われるかもしれない。しかし、トラブル交渉という観点から見れば、両者は全く違うと私は考える。

前者は100%相手ペースで話が進んでおり、場合によっては、相手の要求がどんどんエスカレートしてしまう可能性がある。相手を怒らせまいとする意識が強すぎると、どんどん「患者ペース」になってしまいがちなので注意が必要だ。

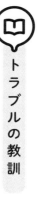

「自院で状況を確認してから他院を紹介する」というのは極めて正当な主張で、筋が通っている。仮に落ち度はあったとしても、原理原則的なことはきちんと主張し、よほどのことがない限り曲げるべきではないと、私は思う。

クレームが寄せられると、院長や事務長クラスが、患者の言い分だけを全面的に聞いて、ほぼ患者が望んだ通りの対応をしてしまうことがあるが、それは絶対に避けなければならない。私はそうした対応を「やってはならない、いい加減対応」と呼んでいる。繰り返しになるが、このケースのように、患者側の主張だけでなくそれ以外の情報をできるだけ集め、冷静に評価していくことが欠かせない。

SBARで紐解くトラブルの構造

S 状況（Situation）

外耳道の耳垢除去をしたが、翌朝に耳から出血し、クレームの電話が入った。別の耳鼻科で診てもらう、タクシー代を出せ、と要求があり、職員を派遣して知り合いのCクリニックに同行させ、タクシー代も負担した。翌日、患者が来院し、慰謝料の支払いを求めてきた。

B 背景（Background）

患者は数カ月前にラクナ梗塞を患い、以来、ワルファリンを服用し続けていたことが判明。それが、出血の原因と考えられた。患者は問診票にワルファリンの服用を書かなかった。

A 分析・仮説（Assessment）

医院側に慰謝料を払うほどの落ち度は見当たらないが、患者がつらい思いをしたのは事実だ。院長も責任を感じている。患者は一時的な感情の高ぶりで、慰謝料を要求した可能性がある。

R 対策（Recommendation）

患者にあらためて詫び、傷が治るまでしっかり診させてほしいと申し出る。事前にワルファリンの服用を知っていれば、より慎重に処置する方法があったことを客観的に伝える。自院とCクリニックでの治療代を負担するが、慰謝料の支払いには応じられないと伝える。

認知症が疑われる患者とのトラブルを最小限に食い止める

認知症が疑われる患者が起こすトラブルが増えているが、一口に認知症といっても、アルツハイマー型、レビー小体型、脳血管性、前頭側頭型などさまざまな種類があり、症状や対応法も違ってくる。タイプに合わせた早期の治療が不可欠なのだが、精神科以外の医師や医療従事者も、患者トラブル対策という意味では、認知症の症状の特徴や治療法、薬の副作用などについての知識を身につけておくことが望ましい。そのことによって、患者トラブルを最小限に食い止めることが可能になる。

トラブルの概要

デイサービスで患者が転倒し入院

ある日、A診療所のA院長からこんな相談の電話がかかってきた。

「患者Xのことで困っています。Xは80歳の男性。認知症の既往があり、体調不良で近隣のY病院に入院していたのですが、体調が少し戻り、退院して在宅療養することになり、当院のデイサービスでリハビリをすることが決まりました。ところが、利用の初日に転倒して額に裂傷を負い、Y病院に搬送され、8針縫合されました。転倒時に腰も打ったようで、Xは痛みを訴え、翌日、病院で検査したところ、腰椎圧迫骨折と診断され、入院することになったのです。そして約3週間後、病院からXの娘夫婦に退院要請がありました。入院費用の請求もあったようで、Xの娘夫婦からこちらに連絡があり、『入院の原因はすべてA診療所にある。入院費用を全額出すのはもちろん、退院先も責任を持って探せ』と言われました。いったいどうしたらいいのでしょうか」

A院長の話で、トラブルの経緯は大まかにつかめた。

「すべての始まりは、A診療所に併設するデイサービスで起きた転倒にある」と考えたXの娘夫婦が起こした行動は、ある意味で当然のように思える。

しかし、私は念のため、転倒の原因が本当にクリニックの管理体制やケア体制の不備にあるのかを詳しく聞いてみることにした。すると、A院長の話を聞く限りは、目を離していたとか、著しく注意を怠ったという事実はなく、介助のやり方などに落ち度は見当たらなかった。A院長の主張通りであれば、必ずしもクリニック側にすべての責任があるとは言い切れない。

私は、ほかの可能性も考えてみることにした。

実は以前から、私は転倒と認知症との関係に興味を持っている。つまり、認知症患者への薬物多剤投与と「易転倒性」の関係についてだ。

転倒当時に、病院からそれまで患者にどれだけの薬が処方されていたかをA院長に尋ねると、ドネペジル、アマンタジン、アロプリノール、ゾルピデムなど、実に8種類が処方されていたのだった。

尾内流解決術

患者家族に薬の減量化を提案する

デイサービスに来る前に患者Xが入院していた（現在も入院している）Y病院は、精神科がなく、どうも認知症を専門とする医師がいなかったようだ。

A院長は娘夫婦から、Xが転倒して入院した後、Xが以前よりもふらついて、歩行が難しくなったことや、時折「カニが見える」といったことをつぶやくようになったことも聞いていた。幻視は、レビー小体型認知症の特徴でもある。

これらの話から、Xが転倒した最大の理由は、薬の副作用に関係しているのではないかと考えた。ドネペジルには、筋肉に力が入らなくなったり、痙攣したりする副作用もあり、レビー小体型認知症には、この薬剤の増量は避けるべきとの指摘もある。さらに、ほかに7剤もの薬を併用していることを考慮すると、体の動きに何らかの影響を及ぼしている可能性があるかもしれない。

そこで、A院長にはこうアドバイスした。

まず、娘夫婦には、転倒の原因は、薬の副作用の可能性が考えられ、多剤併用のことも含めて病院の医師と相談し、薬の減量化に取り組んでみてはどうか、自分も同行して協力する、と伝える。

次に、退院については、A院長から病院の主治医に連絡し、体調がもう少しよくなるまで延ばしてもらえないか交渉し、退院先についても、介護施設を念頭に責任を持って探すことを約束する。

最後に、入院費用の負担であるが、A診療所にそれほど落ち度は感じられないので支払う必要はないかもしれないが、A院長は患者Xに対して道義的な責任を感じているようだったので、自分の気持ちとして見舞金をXの娘夫婦に渡したらどうか、とアドバイスした。

早速、A院長は、Xの娘夫婦にそのことを伝え、ともに薬剤の減量化を病院に働きかけたところ、病院側もすぐに対応してくれた。また、入院期間の延長にも応じてくれた。その間に、A院長は介護施設を探して、手配を進めた。薬を減量したことで、Xは再び、立位と歩行が可能となった。体調もやや戻り、後日、介護施設へ退院・転所していくことができた。

トラブルの教訓

自分たちの落ち度と思ったことを再検証する

診療所や介護施設内での転倒トラブルは比較的頻繁に起きている。そうした場合、どうしてもスタッフの不注意や不手際、管理・運営体制の不備に原因があると思いがちだ。もちろん、そういうケースも実際には多いのだが、どんな場合にも例外はある。

そのため、事故発生時の状況や患者のバックグラウンドについて、注意深く再検証する必要がある。今後、認知症患者の来院が増えていくことを考えると、ここで紹介した事例のように薬の副作用や多剤投与の影響についての知識を蓄え、頭の片隅のどこかにとどめておいていただきたい。

実際に起きたトラブルに、薬の副作用や多剤投与の影響がないかを考えてみる習慣をつけておくとよいかもしれない、と思った事例だった。

SBARで紐解くトラブルの構造

S 状況（Situation）

診療所のデイサービスでリハビリをすることになった80歳の男性患者が、利用初日に転倒。病院に搬送され、腰椎圧迫骨折の診断で入院した。その後、患者の娘夫婦から入院費用の負担や退院先確保の要求があった。

B 背景（Background）

患者には認知症の既往があり、体調不良のため最近まで近隣の病院に入院していた。その後、退院して在宅療養することになり、この診療所のデイサービスを利用した。院長に事情を聞いたところ、診療所側のケア体制に落ち度はなかったもようだ。

A 分析・仮説（Assessment）

患者は認知症のほか、いくつか疾患を抱えており、以前、入院していた病院から認知症の薬のほか7剤が処方されていた。これらの状況から、多剤投与による「易転倒性」が疑われた。

R 対策（Recommendation）

多剤投与の影響について患者の娘夫婦に説明し、病院に薬の減量化を一緒に働きかける。また、病院に入院の延長を依頼し、その間に退院先の介護施設を確保する。見舞金を渡すことも考慮する。

実例で学ぶトラブル解決術 13

脅迫電話で女性医師を怖がらせて楽しむストーカー

次に紹介する「女性医師につきまとうストーカーによるトラブル」は、相談を受けた時点ではすでに打つ手が限られるほど、事態は進行してしまっていた。それでも、手遅れになる前にできるだけの手を打つことはできたと思う。

きっかけはこの電話からだった。

「患者から『後ろから刺してやろうか』と脅されています。私だけじゃなくて、スタッフも怖がっていて……。いったい、どうしたらいいんでしょうか」

電話をかけてきたのは、大阪府下で内科を開業しているA医院のA院長だった。A院長からの相談には以前も乗ったことがある。人当たりがよく優しくて、患者に人気のある女性医師、という記憶がある。

久々に聞いた声は、非常に疲れており、いま直面しているトラブルの深刻さを思わせた。患者は明らかに院長を脅迫しており、すでに犯罪のにおいが漂っている。なぜそんな厄介な事態に巻き込まれてしまったのか。A院長から詳しく話を聞くことにした。
経緯が込み入っていて、話が少々長くなるが、ぜひ最後まで読んでいただきたい。

トラブルの概要

「ガソリンまいたろか！」と院長を脅す患者

40代男性の患者XがA医院に通い出したのは1年ほど前からだった。禁煙治療のために通院し始めたのだが、XはA院長のことをとても気に入ったらしく、A院長が「もう受診する必要はありません」と言っても、生活保護の受給券を持って通院してくるようになった。

X本人の弁によると、20代で精神科病院に入院した経験があり、その後も精神科のB医院に通いながら、A医院に来ているという。自分では、統合失調症だと言っていたそうだ。

Xの様子が特におかしくなったのは半年くらい前から。Xによると、精神科のB医院への通院をやめたという。A院長は通院を再開するように何度か説得した。するとこんな電話がかかってくるようになったという。

「A医院もB医院も診療報酬の水増し請求をしていると、いま警察に通報したところだ」

もちろんそんな事実はないし、実際にXが警察に電話した様子もないのだが、診療中にこんな電話が毎日のようにかかってくるのだから、たまったものではない。しかも、本人は悪びれもせず、A医院には定期的に通院してくる。

それまで我慢を重ねてきたA院長だったが、ついにXに対して、「当院のことを信用できないなら、ほかの医院に行ってほしい」と少し強い調子で言った。すると、Xは「わかりました」と言って帰っていった。

しばらくして、Xは自治体で行っている健診を受けるため、再びA医院に姿を現した。この時、Xが受付で「ここはひどいクリニックだ！」などと大声を出して騒いだので、「うちでは診られません」と断ると、「診療拒否をするのか！」と怒りながらXは帰っていった。

その翌日、保健所から「そちらで診療拒否にあったという患者から連絡が来ていますが、状況を教えてください」とA医院に電話があった。A院長が丁寧に経緯を説明したので担当者は納得してくれたが、その後、Xから「訴えてやる」という電話が頻繁にかかってくるようになった。Xの声は興奮状態にあり、電話を受けた職員はみなショックと恐怖感にさいなまれるようになった。

電話の内容はどんどんエスカレートしていった。

「おまえの医院にガソリンまいたろか！」

恐ろしくなったA院長は、市の福祉課や警察などに相談を持ちかけたという。

その後Xは、自分の母校にガソリンをまくと電話で脅したことで警察に逮捕された。警察はA医院とXの経緯も把握していたので、Xに「今後、A医院には近づかない」と約束させて、釈放となった。

しかし、A医院への嫌がらせの電話が終わることはなく、逆に頻度を増していった。「おまえは警察とグルだろう。絶対に思い知らせてやる」と電話で脅しを繰り返し、さらにA医院にやって来て、窓口で「訴えてやる！」と大声で怒鳴り散らすこともあった。

当然警察にも相談したが、Xは警察の前ではしゅんとおとなしくして、反省の態度を見せる。警察はXの自宅を訪ね、事情聴取を行った後、「反省しているようだから、しばらく様子を見たらどうか」とA院長に連絡してきた。

ところが、状況は何も変わらなかった。その後、何度も「いつか後ろから刺してやる。以前、△△で起きた○○事件を知っているか」という電話が入った。A院長は警察に「刺されてからでは遅い。何とかXの身柄を押さえてもらえませんか」と頼んだが、「気の毒だが、何か事件が起きないと動きづらい」と言われて、途方に暮れてしまった。その時、私のことを思い出し、電話をかけてきたというわけだ。

少し長くなったが、これがトラブルの経緯である。

尾内流解決術

「患者」としてアプローチしてはいけない

このケースは、かなり難易度の高いトラブルと言えるだろう。患者本人は自分のことを統合失調症だと言っており、実際、精神科にも通院していた。私は医師ではないので診断を下すことはできないが、何らかの精神疾患患者であるのはほぼ間違いない。

こうしたケースでは、患者周辺にキーパーソンを探すことが、解決の一つの糸口になることもある。ところが、今回の場合は違った。Xの両親と妹が大阪府内に住んでいたが、肉親たちもXから「刺すぞ」「火をつける」などと長年にわたって脅迫を受けているらしい。どうも「自分は正常なのに、家族によって精神科を受診させられた」と恨んでいたようだ。気の毒なことに、妹のほうは「いつか殺されるのではないか」と心配のあまり不眠状態になっていたという。

今回は患者の身近なキーパーソンに働きかける作戦は使えない。ではどうするか。

最も重要なのは、「Xの迷惑行為をやめさせること」である。Xは、警察に事情聴取された時は、おとなしく従順で、深く反省した素振りを見せるようだが、解放されるとすぐ元に戻り、迷惑行為を繰り返す。こうした行動から、「警察には捕まりたくない」というXの心理が見て取れる。

おそらくここがXの弱点だろう。いまの行状を改めないと待っているのは「逮捕」だとわからせることが、最も効果的に思えた。ところが、警察の動きが鈍く、患者トラブルにあまり関わりたくないといった雰囲気も感じられる。何とか警察を本気にさせなければならない。

その手立てとして、思いついた苦肉の策が二つあった。一つは、警察医を経由しての警察への働きかけである。管轄の警察を担当している警察医の知り合いを探し、そこから働きかけてみてはどうか。警察医は当然のことながら警察との結びつきが強い。院長自身が知り合いならなおのことといい。

もう一つは、Xの被害に遭った医療関係者をほかにも探し出し、一緒に警察に被害届を出すことだ。この患者は十中八九、ほかの医療機関でも同じような迷惑行為をしでかしている。特に、このケースと同じように女性医師がターゲットになっている可能性が高いと私は見た。被害者を探すのはそれほど難しくないだろう。Xがかかっていた精神科医院や市の福祉課（Xは生活保護受給者なので）などに聞けば、意外と簡単に見つかるはずだ。

A院長は私のアドバイス通りに行動した。警察医とは知り合いを通じて連絡を取ることができ、警察に働きかけてもらえることになった。

その一方で、Xの被害に遭ったほかの女性医師もすぐに見つかり、一緒に被害届を出すことで合意し、警察に相談に行った。硬軟織り交ぜた2方向からのアプローチによって事態の深刻さが伝わったのか、警察もようやく対策に動いてくれることになった。

「ストーカー規制法」で定めるストーカーへの対処方法には、警察署長からの警告、公安委員会による禁止命令、告訴と大きく分けて三段階ある。第一段階の警告でつきまとい行為の9割くらいはなくなると言われているが、この先の禁止命令か告訴という選択肢をにおわせつつ、Xにプレッシャーをかけていくことになるだろう。

トラブルの教訓

会話の録音などで証拠を押さえる

この事例で学ぶべきは、脅迫された場合、証拠をきちんと残しておく、ということだ。私のところにもう少し早く相談があれば、A医院の電話に録音装置を取りつけ、Xからの脅迫の証拠を押さえるようアドバイスしただろう。録音などの証拠があれば、警察もがぜん動きやすくなり、もっと早く事態を好転させることができただろう。

そのことをA院長に話すと「録音なんて、想像もつかなかった」と振り返る。これまでずっと性善説で患者と接してきたA院長にとって、証拠のための会話の録音などという発想はみじんもなかったのだろう。

それはさておき、「ストーカー規制法」が実施されても、ストーカー被害者は後を絶たない。

このケースでも、患者Xは「脅しの電話くらいなら、警察に勾留されたとしても、『もうしません』と言えば、すぐ釈放される。そのことがよくわかった」と言って、A院長をおびえさせていたそうだ。

ストーカー被害は、警察だけでなく、一般社会の中でも、相変わらず軽視されているような気がする。その後、殺人など重大事件に発展してから、ようやく「もっと早く警察が手を打っていれば……」と批判が噴出する、というのがいつものパターンだ。

この法の下で、どのように被害者を保護し、加害者を近づけないようにするか、警察だけでなく自治体、医療機関などがチームをつくり、早い段階で対策を打てるようにする必要がある。つまり、個人対個人という「点」ではなく、地域という「面」で取り組んでいかなければならない問題だ。

SBARで紐解くトラブルの構造

S 状況（Situation）

問題の患者は統合失調症で別の精神科病院にも通っていた。診療報酬の水増し請求という身に覚えのない情報を市に通報したので、院長が診療打ち切りを通告すると、今度は院長を電話で脅しにかかった。患者は別の脅迫事件で警察に逮捕されたが、すぐに釈放され、その後も院長への脅しは続いた。

B 背景（Background）

患者の親族もみな患者からひどい目に遭っており、誰もあてにできない状況だった。頼りは警察だったが、患者は警察に対しては恭順の姿勢を示していたので動きが鈍かった。

A 分析・仮説（Assessment）

患者の行動から弱点は「警察」であると推測された。院長への嫌がらせをやめないと待っているのは「逮捕」だとわからせることが、最も効果的に思えた。警察を本気にさせる方法を考える必要があった。

R 対策（Recommendation）

知り合いの警察医に働きかけることと、患者から同様の被害に遭ったことのある女性医師を探し出し共同で被害届を出す、という二つの方向から、警察に動いてもらうように働きかける。

第3章

トラブルの原因は「意外なところ」に潜んでいる

患者トラブルへの対応を考える時、ほとんどの場合、医師・医療従事者と患者との関係で物事を捉えがちだ。実際、その両者の関係の中に、トラブル解決の鍵が潜んでいることが多い。しかし、時に、そうではないケースもあるので、注意が必要となる。

患者トラブルにおいて、私が重視しているのは、患者のパーソナルな情報だ。つまり、患者の経済状況、家族関係、家庭環境、職業や、退職者であればかつての職業や役職などだ。このあとのトラブル解決事例にも出てくるが、医療機関に何の非がなくても、自分の抱えている不満のはけ口として、医療機関がターゲットになることがしばしばある。不満爆発のきっかけは、医師やスタッフのちょっとした言動が引き金になっているかもしれないが、それらは引き金を引いただけで、不満の本体は、医療機関以外のことにある、というケースだ。

こうした案件の場合、医療機関側が真面目であるほど、どうしてそこまで責められるのか理解に苦しみ、悩む。もともと責められる理由が自院にはないので、本当は考えるだけ無駄なのだが、そこになかなか気づかないわけだ。

私から見れば、医療機関を不満のはけ口にするなど、言語道断だ。医療従事者は優しい人が多い。弱者のふりをして、そこにつけ込むことなど、許されてはならない。

こうした患者に対しては毅然とした態度で接し、相手が考えを変えなければ、診療を打ち切るなど危機管理モードで対応を考えるべきだ。

もう一つ、問題なのは、以前に比べて患者がキレやすくなっていることだ。「はじめに」でも触れたように、かつてに比べると「溜め」（経済的、精神的、人間関係でも）が小さくなっているからだ。

医療現場は多忙を極めている。医療従事者は、患者に対して、ついそっけない対応をしてしまいがちだ。そうした何気ない対応が、不満爆発の引き金を引いてしまう。

教科書的には、「引き金を引かないように、普段から丁寧に接遇する」だが、気をつけていても、相手に「溜め」がなければ、爆発を防ぐことはなかなか難しいものだ。

本章では、爆発後の患者対応について、実際に起きた事例を通じて学んでいただきたい。

急増中！ 病医院をストレス発散の場にする患者家族

トラブル相談に乗っていてしばしば思うのは、医療機関はトラブルが非常に起きやすい場所であるということだ。その理由を挙げればきりがないのだが、一つ挙げろと言われたら、患者から見て「文句を言いやすい存在」であることではないだろうか。

医療機関側は、医師も看護師も事務員も心優しい人が多い。文句を言われても「患者さんはそもそも体調が悪いので仕方がない」と我慢しているケースがよくある。業務が忙しすぎて、患者一人ひとりに目が行き届かず、文句を言われても仕方がない状況なので我慢しているというケースももちろんある。また、「応召義務」に過剰反応し、何を言われても我慢しないといけないと思い込んでいる人も少なからずいる。

その一方で、医療をサービス業と捉え、「お客様」扱いを受けて当然という態度の患者が増えている。いずれにしても、医療機関というのは、患者にとって「文句を言いやすい環境」が整っている場所なのである。

それゆえ、患者（時に患者家族）の不満の矛先は医療機関に向けられやすい。このことを頭に入れたうえで、次に紹介するトラブルの事例を読んでいただきたい。

5 トラブルの概要

母親の死因に不信を抱いた娘

「先日、うちの診療所の近隣にある特別養護老人ホームで、なじみの患者がショートステイの利用中に亡くなったんです。そうしたら遺族から猛烈なクレームが来た。これまで家族の方とはあまりおつき合いもないのに、とにかく怒っている。どうしたらいいんでしょうか」

電話の主は、B診療所の院長夫人で事務長のBさんだった。声の調子から察すると明らかに動揺しており、うまく話ができない状況だった。そこで、まずこう話しかけた。

「それは大変でしたね。お話をうかがいましょうか。その前に、1回深呼吸をしてみましょう。すーと息をゆっくり吐いて。どうです、少し落ち着きましたか」

いま、相談者は「不安の塊」になっているはずだ。困ったことに「不安」や「恐怖」は、それを抱えている人の思考や能力を大幅に制限してしまう。「不安」や「恐怖」から逃れることが最優先事項となり、思考が短絡的になってしまいがちだ。なので、こういった相談者の場合は、最初に「不安の塊」を少し溶かしてあげる必要がある。

さて、Bさんから聞いたトラブルの経緯はこうである。

患者は86歳の女性X子。B診療所の長年の患者であるが、直近では治療すべき大きな疾患はなかった。脚の骨折を境に数年前から寝たきり状態で、要介護3の認定を受けていた。X子の夫Yがずっと介護しており、体調が悪くなった時にB診療所にかかっていた。

ところが、最近になって、X子の介護をしていたYが体調を崩し、検査のため入院せざるを得なくなった。きっと無理がたたったのだろう。YがX子の面倒を見られなくなったため、介護施設か高齢者住宅を探すことになった。ただ、すぐに見つからなかったので、当面は、B診療所の近隣にある特養のショートステイで預かってもらうことになった。それから3日後、X子は急に体調を崩し、そのまま亡くなってしまったという。

Bさんはすぐに、かかりつけ医の院長と連絡を取り、X子を病院に搬送。その後、連絡を受けたX子の娘夫婦も駆けつけた。娘夫婦の希望で、死因を調べるための解剖は行われなかった。

トラブルはこの後に起きた。病院から死亡診断書を受け取ったX子の娘夫婦は帰宅後に、死亡原因の欄に書き込まれた「狭心症」の記述を見て驚き、夫のほうがB診療所に次のような電話をかけてきた。

「義母が狭心症だなんて聞いていない。どういうことなのか！　狭心症が悪化して亡くなったんじゃないのか！　そのことを隠そうとしていたんだろ。責任は取ってもらうからな！」

院長夫人のBさんによると、患者X子の死因は、実際にはよくわからなかったそうだ。高齢者にありがちな誤嚥による窒息もなく、本当のところは解剖してみないとわからないという。ではなぜ病院の医師が、死亡診断書に「狭心症」と書いたのだろうか。

話は8年前に遡る。X子が胸やみぞおち周辺に鈍い痛みと息苦しさを訴え、B診療所を受診して、心電図やX線などの検査をした時、院長がカルテに「狭心症の疑い」と記述したという。その後、鈍い痛みは取れ、数値も大幅に改善した。本来なら「中止」「治癒」などとカルテに書き込まなければならないが、どうやら病名の転帰を忘れたまま、現在に至ったそうだ。そのことをきちんと説明すれば、トラブルは解決しそうに思えるのだが、Bさんが説明してもX子の娘夫婦は「おかしい」「隠していたんだろう」「誠意を見せろ」などと強硬な姿勢を崩さないという。

事務長のBさんから話を聞いて、私は嫌な予感がした。それを確かめるために、次の質問を投げかけた。

私　「娘夫婦と面識はあったんですか」

Bさん「X子さんが亡くなってから、病院で初めてお目にかかりました」

私　「X子さんのショートステイの手続きやその後の行き先を探していたのはどなたですか？」

Bさん「夫のYさんです。娘夫婦の話は一切出ませんでしたし、相談している気配もありませんでした」

やはり嫌な予感は的中してしまった。実はこのトラブルは、医療機関と患者家族の関係で起きたことのように見えるが、本質的には患者家族の中の人間関係に起因している可能性がある、と私は踏んだ。この手のパターンは解決がなかなか厄介である。

尾内流解決術

時間が怒りを鎮めてくれる

最も注視すべきは、娘夫婦と、亡くなった母親X子や父親Yとの人間関係だ。ごく一般的に考えて、親が狭心症の疑いで検査を受けたことを実の娘が知らないだろうか。親子の間で普通にコミュニケーションが取れていれば、そういうことは起こりにくい。

「娘に心配をかけたくない」と思い、X子やYがあえて知らせなかったことも可能性としてはある。しかし、老老介護で疲れ果て、Yが入院せざるを得なくなっても両親のところに現れなかった娘夫婦の行状を考えると、両者の関係はネガティブな状態と考えざるを得ない。

私が描いたトラブルの真相はこうだ。何らかの理由でX子とその娘の親子関係は冷え切っており、連絡も途絶えていた。その状況で、X子が死亡したとの知らせを受けた娘が駆けつけてみると、それまで知らなかったことを次々と聞かされた。8年前に狭心症の症状があったこと、父親Yが介護疲れで入院していたこと、在宅介護が難しくなり、介護施設を探していたこと……。娘の面目は丸つぶれである。自業自得としか言いようがないが、結果的には、娘は大恥をかかされたことになる。

「どうして知らせてくれなかったのか」という娘の怒りの感情が、父親のYに向けられていたのではないだろうか。しかし、母親をずっと放っておいた自分にも大きな負い目があり、とてもYに文句など言える立場ではない。そこで、やり場のない怒りのはけ口となったのがB診療所だった、というのが私の分析だ。

ちなみに娘夫婦は2人とも教師で、夫のほうはすでに退職しているが、最後には中学校で校長を務めたこともあるそうだ。Bさんによると「プライドが高く、体裁にこだわるような印象を受けた」という。私の分析はあくまで推測にすぎないが、こうした情報も分析の裏づけ材料になる。

さて、肝心の対策だが、トラブルの真の原因は父親Y（あるいは母親X子）に対する娘の怒りであり、はけ口として医療機関がターゲットになっただけなので、「なぜ死因に狭心症という言葉が入ったのか」をいくら説明したところで、本質的な問題は解決しない。

そうは言っても、「あなたの怒りはお門違いですよ」と指摘することももちろんできない。

Bさんがやるべきことは、無駄とわかっていても、聞かれたことに対して真摯にこれまでと同じ説明を繰り返すしかない。

ただこのケースでは、怒りは時間がたてば鎮まる可能性が高いので、「丁寧に対応していけば、1カ月もすれば自然と解決しますよ。根気強く、これまでの説明を繰り返してください」とBさんに伝えた。

それでこじれるようだったら、次の手を打つしかない。キーパーソンとなるのはやはりX子の夫のYだろう。現在、検査入院中なので、Yの状態がある程度安定したら、一度、Yと娘夫婦を交えて、X子のこれまでの経緯をあらためて説明してみてはどうか。

この二つのアドバイスを伝えたところ、最初はものすごく動揺していたBさんも、少し落ち着きを取り戻したようだった。トラブルが当事者に恐怖感を与えるのは、先が予測できないためである。私のややバイアスのかかった予測ではあるが、先を見せてあげることで相談者は安心し、自信を取り戻す。トラブルの現場においては「不安を減らす」ということが意外と重要なのである。

その後、娘夫婦からは2回ほど電話がかかってきたようだが、従来の説明を丁寧に繰り返したところ、連絡は来なくなったそうだ。Yと娘夫婦を交えた会合は、結局行われなかった。

トラブルの教訓

患者家族の中にキーパーソンを見つける

トラブルというのは氷山のようなもので、水面上に見えている部分よりも、水面下の部分のほうが圧倒的に大きい。水面上に見えている部分（例えば、クレームの内容）にばかり目を奪われていると、トラブルの真の原因である水面下の部分（例えば、患者家族の人間関係）を見失いがちだ。「この人が怒っている真の原因は何か」を常に意識しつつ、トラブル対処に当たっていただきたい。水面上に出ているのは、トラブルの「きっかけ」であり、その下に潜んでいる見えない部分（原因）を探っていくことがトラブル解決には欠かせない。

このケースに類似したものとして、近しい人が亡くなったやり場のない悲しさを、クレームという形で医療機関にぶつけるというパターンを、過去に何度か経験したことがある。この場合、そのクレームに医療機関がいくら応えても、悲しみが癒えるまでクレームは続く。嘆いている人にねぎらいの言葉をかけてあげることが、対処法として考えられるが、収束するまでには一定の時間がかかることは覚悟しないといけない。

繰り返しになるが、医療機関にとって、患者家族の人間関係は要注意だ。特に、医療機関との関係が希薄な人物が突然現れると、トラブルになりやすい。私はこうしたケースをこれまでに何回も体験してきた。現実にはなかなか難しいかもしれないが、例えば患者が高齢の場合、この患者家族の中のキーパーソンは誰なのかを意識しながら接していくことが大事だと思う。キーパーソンを押さえておけば、万が一、何かあった時に、患者家族側の取りまとめ役になってくれるかもしれない。

これから医療機関には高齢患者がどんどん増えていくだろう。この事例のような、患者家族の人間関係がトラブルの原因となるケースが増加していくことはほぼ間違いない。

SBARで紐解くトラブルの構造

S 状況（Situation）

長年診てきた患者が、近隣の特養で死亡した。死亡診断書の死因に「狭心症」と記述があったのを患者の娘夫婦が見て、急に怒り始めた。患者の面倒はその夫が見ていたが、老老介護の疲れから入院した。そこに娘夫婦が現れ、トラブルを起こした。

B 背景（Background）

患者やその夫が、娘夫婦に介護のことを相談している様子はなかった。娘夫婦は2人とも教師で、夫のほうはすでに退職していた。2人ともプライドが高い印象があった。

A 分析・仮説（Assessment）

患者の娘夫婦と患者夫婦の間で、情報が行きわたっていないことから考えると、大きな溝があるように感じられた。患者の死亡後、それまで知らなかったことを次々と聞かされた娘は、面目丸つぶれとなり、やり場のない怒りを医療機関に向けた可能性があった。

R 対策（Recommendation）

患者の娘に対しては、聞かれたことに丁寧に答えていくしかない。時間とともに、怒りはだんだんと収まっていく。それで解決しなければ、過去の経緯をすべて把握している患者の夫を交えて話し合う。

職員の軽はずみな行為が思わぬトラブルを引き起こす

私のところには医療機関からさまざまな相談が舞い込んでくる。よくありがちな患者のクレームに関するものから、職員とのトラブル、院長の愛人問題、遺産相続、病院乗っ取り、隣地との境界争い、日照権や騒音問題、家賃やテナント退去問題、離婚や親権争い、ネットトラブルまで、実に驚くほどバラエティーに富んでいる。

ここで紹介するのは、「職員トラブル」に該当する事例だが、その解決に至るプロセスや教訓が患者トラブルの解決にも大いに参考になるので取り上げることにした。

「職員トラブル」といっても、労務上の問題ではない。医療機関でありがちな（本当はあってはならないのだが）職員の軽はずみな行為が、思わぬ事態を引き起こしてしまったのである。では早速、実例を見てみよう。

トラブルの概要
看護師が隠れて打った注射で後遺症に？

「あまり大きな声では言えないんですが、うちの看護師が別の看護師とトラブルになって、その父親から『あんたも責任を取れ』と言われて困っているんです。どうしたらいいんでしょうか」

電話をかけてきたのは、外科がメインの有床診療所のA院長だった。最初は、職員間の不和がエスカレートしたのかなと思ったのだが、聞いているうちに話が思わぬ方向に展開していった。A院長の話を要約するとこうだ。

問題を起こしているのは、看護師のX子（29歳）とY子（21歳）。2週間ほど前、Y子は勤務中に気分が悪くなり、先輩のX子にそのことを告げると、X子は「よく効く注射があるの。打ってみる？」とY子に言ったという。なんでもX子は、以前、気分が悪くなった時に制酸中和剤（注射薬）を打ったところ、不快感が消えて元気になったらしい。

X子の話を聞いて、興味を持ったY子はX子に注射をしてもらった。ところが、注射を受けた右腕にしびれと痛みを感じたため、Y子は早退してしまった。

それからY子はしばらく休んでいたが、2週間ほどして、A院長のところにY子の父親から怒りの電話がかかってきた。

「X子に注射されてから右腕が痛くて動かないと言っている。うちの娘に何てことをしてくれたんだ！　今日、B病院に行って診てもらったら、『これは治りませんね』と言われたぞ。X子だけじゃなくて、院長先生、あんたにも絶対に責任を取ってもらうからな！」

実は、院長はY子の父親から電話がかかってくるまで、そんなトラブルが起きていたことを全く知らなかった。一人暮らしのY子が近県に住む父親に相談し、話を聞いた父親が激怒して、A院長に電話を入れたのだった。その後、こんなやり取りがあった。

A院長　「ちょっと待ってください。いま初めてそんなことがあったと知りました」

Y子の父親「なんだと。うちの娘はX子に注射されてから、右腕が痛くて動かせなくなり、10日以上も休んでいるんだぞ。さっき娘からその話を聞いてびっくりして、こうして電話しているんだ。管理者である院長が、何でそのことを知らないんだ！そもそも院長が管理不行き届きだから、こんなトラブルが起きたんじゃないのか。責任は取ってもらえるんだろうな」

A院長　「あの、私のほうでもX子から事情を聞き、しかるべき対処をしますので、少しお時間をいただけないでしょうか……」

Ａ院長は電話を切り、すぐにＸ子を呼び、話を聞いた。Ｘ子は無断でこれまで何回か注射を打っていたことを認めて謝ったが、注射が原因でＹ子が休んでいることは知らなかったようだ。Ａ院長は、その後どうしたらいいかわからず、私のところに電話をかけてきたという。

尾内流解決術

落ち度がある時は、誠意に勝る解決策なし

本来あってはならないのだが、看護師や職員が薬や注射を勝手に利用するケースは現実にある、と言ったら言いすぎだろうか。今回のようなトラブルが起きなければ表面化することはないので、潜在的には多くの病医院で起こりうる話だと思っている。

私は思いつくまま、Ａ院長に次のようなアドバイスをした。

まずは、Ｂ病院に連絡を入れて、Ｙ子に対して何と言ったのかを確認すること。他院の医師が関わっている場合、事実確認は欠かせない。その医師から聞いた話を患者が自分流にねじ曲げて理解することも多いからだ。Ｙ子の父親によると、Ｂ病院の医師から「橈骨の神経損傷の疑いがあり、治らない可能性のほうが高い」と言われたそうだが、まずそれが事実かどうかを確かめないといけない。

二つ目は、Ａ院長がＸ子とともに当事者のＹ子と直接会って謝罪をすること。今回の場合、

Y子が医院を休んでから父親が怒鳴り込んでくるまで10日以上たっている。そのため、X子に対する怒りが増幅している可能性もある。

こうしたケースでは、直接謝罪し、誠意を見せることに勝る解決法はない。幸いなことに、いまのところY子のほうから「医院を辞めたい」という申し出はない。つまりA院長への敵意はそれほど感じられない。これらのことから、Y子の怒りはX子に向けられており、X子がきちんと謝罪すればトラブルは解決するはずだ、と私は思った。

三つ目は、Y子の腕の状態をしっかり確認したうえで、治療費の負担をA院長が申し出てもいいのではないか、ということ。ただし、これはA院長とX子の謝罪をY子が受け入れた場合に限った話だ。謝罪の段階で決裂した場合は別の対応が必要になるが、このケースではそこまでこじれないだろうと感じた。

A院長は私のアドバイス通り、まず、B病院に連絡した。B病院はその地域の基幹病院で、Y子は注射された後に2度来院し、整形外科の2人の医師が診療していた。話を聞くと、確かに最初に診た医師は「完全には治らない可能性がある」と告げていたが、2度目の来院時に診た別の医師は「若いし、治らないことはない」と言ったそうだ。

私は、最初に診た医師がなぜ「治らない可能性がある」と言ったのか理解に苦しんだ。仮に、本心ではそう思ったとしても、例えば「治療に少し時間がかかるかもしれませんが、粘り強く治療していきましょう」などと言う気遣いがあってしかるべきではないだろうか。医師の不用意な一言がトラブルを生んでしまうことがあるのだ。「治らない」と告げられたY子は、不安のどん底に突き落とされ、すぐに父親に相談したに違いない。

次にA院長はY子と連絡を取り、X子を連れてY子の自宅を訪ねた。Y子を前に、2人で「このたびはご迷惑をおかけしました」と謝罪したところ、Y子は恐縮するように「こちらこそお騒がせしてすみません」と応じたという。Y子に腕の状態のことを聞くと、痛みは取れてきており、「あと1週間ほど様子を見たうえで、仕事に復帰したいのですが、構わないでしょうか」と院長に申し出があったという。

Y子が休んだ期間を有給扱いにすることと、治療費の負担をA院長が申し出ると、Y子は喜んで了承してくれた。そして、怒り心頭だったY子の父親については、Y子のほうから連絡し、説得してもらうことになった。

トラブルの教訓

トラブル予防に向け経営体質を改善せよ

このトラブルの解決術は、迷惑をかけた相手に謝り、解決するという単純な図式だった。しかし、冷静に分析すると、複数の要因が積み重なっていることがわかる。例えば、A医院内部では、看護師が診療所の注射を無断で使ったり、看護師の数もそこそこいたので、長期間休んでいる看護師の異変に院長が気づかなかったりといった問題点が露呈した。そもそも、A医院では職員間にコンプライアンス（法令順守）の意識が薄く、さらに院長と看護師・職員とのコミュニケーションがきちんと取れていなかった可能性が高い。

トラブルは無事に解決したが、このルーズな管理体制を放置していたら、おそらく近いうちに職員間だけではなく患者との間でも深刻なトラブルが発生するだろう。A院長にはそのことを強調し、時間は短くても構わないので、出勤しているスタッフ全員に1日1度は必ず声をかけ、言葉を交わすように心がけてほしいとアドバイスした。また、就業規則や管理体制を見直して、薬の無断使用は犯罪であり、懲戒免職の可能性もあるとの主旨を盛り込み、職員に徹底して伝えるべきとアドバイスした。

SBARで紐解くトラブルの構造

S 状況（Situation）

勤務中、気分が悪くなった看護師に、先輩看護師が制酸中和剤（注射薬）を打った。ところが、腕にしびれと痛みを感じて早退し、その後も約2週間休んだ。看護師の父親から「娘は右腕が痛くて動かせない。責任を取れ」と怒りの電話がかかってきた。

B 背景（Background）

それまで院長は、何が起きたのかを全く把握していなかった。看護師は痛みとしびれの引かない右腕を病院で診てもらった。2人の医師が診療し、一方が確かに「治らないかもしれない」と言い、もう一方は「若いし、治らないことはない」と言っていた。

A 分析・仮説（Assessment）

休んでいる看護師から「辞めたい」という申し出はなく、敵意は注射を打った先輩看護師に向けられていると考えられる。つまり、誠意を持って謝罪すれば、事態は収拾できそうだった。

R 対策（Recommendation）

院長と注射を打った看護師が、休んでいる看護師と会って、謝罪をする。相手が謝罪を受け入れてくれたら、治療費の負担を申し出る。また、これを機に、就業規則を含めた管理体制を見直す。

実例で学ぶトラブル解決術16

患者の遺産争いに院長が巻き込まれた仰天トラブル

私のところには毎日、さまざまな種類のトラブル相談が舞い込んでくる。比較的変わり種なところで、最近、多いなと感じるのが、相続がらみのトラブルだ。最も多いパターンは院長自身や院長の親戚が相続の当事者になるケースだが、次に紹介するのは患者がらみの相続トラブル事例である。

まずは事例を読んでいただきたい。

トラブルの概要

突然姿を現した実の娘が相続権を主張

「4年前に亡くなった80代半ばの男性患者Aさんの遺産相続争いに巻き込まれそうになっています。どうしたらいいか相談に乗ってください」

電話をかけてきたのは、大阪府内の内科クリニックのX院長だった。同クリニックでは訪問診療に力を入れており、亡くなったAさんも在宅患者だったそうだ。

これまでさまざまな種類の患者トラブル相談に乗ってきたが、この電話を受けた時には、患者の相続争いに医師が巻き込まれるというパターンは初めての経験だった（その後、相談を10回以上受けている）。私自身、自分の家族で2度相続を経験したこともあり、その時にかなり勉強したことが役に立った。

いったいどんな形で、患者の相続トラブルにクリニックが引きずり込まれるのだろうか。詳しく話を聞いてみることにした。

X院長が末期癌のAさんを在宅で診始めたのは7年ほど前から。Aさんは独り暮らしだったが、近隣に息子夫婦が住んでおり、彼らが身の回りの世話をしていた。しかし1年後、Aさんより先に息子が心筋梗塞で亡くなり、Aさんの世話は息子の奥さんのBさんが一人で見ていた。

「Bさんはとてもよくできた方で、血もつながっていない義理の父親に対して献身的と言えるほど、こまめに世話をされていました。そのことはうちのスタッフ全員が知っています」とX院長。4年前、AさんはBさんに見守られながら息を引き取った。

Aさんの自宅は敷地面積300坪を超える大邸宅で、具体的な金額はわからないが、土地以外の資産もかなりあったようだ。Aさんは公正証書で遺言書を残し、そこにはBさんに全財産を渡すと書かれていたという。

しかしトラブルというのは、お金のにおいを嗅ぎつけて、ハイエナのように寄ってくるものだ。Aさんの死後1年ほどたって、Aさんの実の娘と孫を名乗る2人の人物が突然、クリニックを訪ねてきた。「Aさんに娘がいることは知らなかった」とX院長は話す。娘の名はY子と言って、ちょっと派手な感じの服装で現れ、飲食店を経営していると話していたという。

Y子はX院長に「お話ししたいことがあります」と切り出すと、次のように一気にまくし立てた。

「父が介護保険を利用していたことは、役所で調べたので知っています。X先生が主治医意見書を書いたそうですが、まずそのコピーをいただけますか。それから、父は認知症を患っていたと思っているんですが、実際のところどうだったのですか。かなりひどかったんじゃないですか」

X院長が「どうしてそんなことを聞くんですか」と尋ねると、次のような答えが返ってきた。

「全くの他人である兄の嫁のBが、父の病気に乗じて、自分の都合のいいように遺言を書かせ、財産を横取りしたんですよ。さっき、Bと会って話をしたんですけど、らちが明かなくて」

どうやら、「生前に書かれた遺言書は無効であり、自分にも父親の遺産を受け取る権利がある」と言いたいようだ。確かに遺言者が認知症になり、判断能力が低下して、遺言をするために必要な意思能力がなかった場合はそうなる可能性が高い。

「これは大変な騒動に巻き込まれそうだ」と当惑したX院長はこう答えた。

「申し訳ありませんが、主治医意見書は介護保険を申請した役所で閲覧申請してください。認知症の症状はなかったと記憶していますが、カルテを見てみないと詳しいことはわかりません。できれば日をあらためて、もう一度来院してもらえませんか」

Y子は「あらためて連絡する」と言って帰っていったが、以降、連絡はなかった。音沙汰がなかったので、「あの件は終わった」と安堵していたら、それから3年近くたった先週、クリニックにY子の代理人を名乗る弁護士から突然電話がかかってきた。何とY子は、遺言書の無効を裁判所に訴え出ていたのだ。

弁護士から「質問があるので答えてほしい」と言われたX院長は、びっくりすると同時に、うかつなことは言えないと思い、「いま手が離せないので、後ほど連絡する」と言って電話を切り、すぐ私に電話をかけてきたという。

少々長くなったが、これがトラブルの概要だ。

尾内流解決術

多弁はトラブルのもと、弁護士への回答は簡潔に

この手の遺産相続トラブルはよくある話だが、亡くなった人が認知症を患っていた場合、親

族だけではなく、そこに主治医が巻き込まれるリスクは確かにありそうだ。ただ、このケースはすでに訴訟になっているので、こちらのスタンスによっては必要以上に関わらなくて済む。対応はそれほど難しくない。

まずは、X院長の不安を取り除くことが先決である。その不安とは、弁護士からどんな質問が飛び出すのかわからないということだ。質問に不用意に答えてしまい、それが判決に影響してしまうことをX院長は恐れていた。X院長には「Aさんの面倒を見続けたBさんに迷惑をかけたくない」という思いがあったようだった。

私がX院長に「Aさんに認知症の症状があったのか」と尋ねると、次のような答えが返ってきた。「患者は寝たり起きたりの状態だったが、私の質問にもしっかり返答できていたし、世間話もしていた。私としては、認知症の症状は出ていなかったと確信している。そのことはカルテにも記載しているし、主治医意見書にも認知症のことは一切触れていない」。

これで方針が決まった。まず私はX院長に、弁護士から文書で質問をもらうように勧めた。そうすれば医学的な見地から落ち着いて回答できるし、相手の「誘導尋問」を心配する必要もない。

1週間後、「弁護士から質問状が届きました」とX院長から連絡が入った。そこには詳細な質問事項とともに「1週間以内に回答するように」という添え書きがあったそうだ。「どう答えたらいいのか」と尋ねるX院長に、私は次のようにアドバイスした。

Y子の狙いは、生前に書かれた遺言書の無効を勝ち得て、孫とともに法定相続人として遺産をすべて受け取ることだ。質問状はその狙いのもとに作成されている。しかし、実際のところ、当時の主治医意見書には、患者の認知症のことは一切触れられていないのだから、「主治医としてAさんに認知症の症状は認められなかった」、あるいはそう言い切れる自信が持てないのなら「自信を持って判断できない」と事実をそのまま書けばいい。

細かい部分で返答し始めるときりがないし、細部に触れるとあらぬ疑いをかけられる恐れもある。X院長は「これ以上、巻き込まれたくない」と言っていたので、そのためにはY子ともBさんとも一定の距離感を保つことが欠かせないと私は思った。もし回答の文書を返送後、弁護士から再び電話がかかってきて細かい部分について聞きたいと言われたら、「前回、文書で回答したことがすべてで、それ以上の協力はお断りする」と言って電話を切ればいい。

X院長は私のアドバイス通りに行動し、その後、弁護士から連絡が来ることもなかったという。裁判の結果が気になるところだが、X院長にそれを尋ねると「私は聞いていないし、知りたくもありません」と、早く忘れたい様子だった。いずれにしても、X院長の希望通り、この件に深入りせずに済んだようだ。

トラブルの教訓

第三者としての距離感を保つ

テレビドラマなどでは、資産家の死後に音信不通だった娘や息子が突然やってきて大いにもめたあげくに……という設定がありがちだが、まさか自分がそういう相談に乗るとは思いも寄らなかった。相続が「争続」になってしまっているケースが現実にあるのだなと、妙に感心してしまった。

高齢社会が進展すれば、このトラブルのように認知症にかかった、あるいは罹患の疑いがある患者の相続に関するトラブルは確実に増えていくだろう。そうなれば、おのずと医師が「争続」に巻き込まれるケースも出てくるはずだ。医師の方々はその可能性を頭の隅に置いて診療に臨むことが欠かせない。

いざ、患者の相続争いに巻き込まれた時、「これだけやっておけばよい」という対策はおそらくないだろう。大事なのは、万が一トラブルに巻き込まれた時でも、医療者として自分の診断に自信を持ち、第三者として一定の距離を保ちつつ、冷静に対応していくことだ。

このケースでは、患者Aさんの息子の嫁Bさんが、Aさんに献身的な世話をして最期を看取った、ということをX院長は私に強調して話していた。おそらく心情的にはBさんの味方をしたいと思ったのだろう。気持ちはよくわかるが、あまりどちらかに肩入れしすぎると、泥沼にはまる危険性もある。感情に流されず、あくまでも第三者としての距離感を保つことを忘れないでいただきたい。

蛇足ながら、このケースは遺言自体を無効にする目的で争われていたが、世間でよくあるのは、遺言で遺産相続がなされた後に、遺産分与にあずかれなかった法定相続人の親族が「自分にも相続の権利がある」と訴え出て、一定分の遺産を取り戻そうとするケースである（遺留分減殺請求）。このトラブルでは、遺留分減殺請求は行われなかったようだ。

SBARで紐解くトラブルの構造

S 状況（Situation）

末期癌患者を看取った。患者の息子（故人）の妻がつきっきりで世話をしていた。遺言書には息子の嫁に全財産を譲るとあった。その後、患者の実の娘と孫が遺言書の無効を求めて訴訟を起こし、患者の認知症の有無などを問う電話が弁護士からかかってきた。

B 背景（Background）

患者の娘は、父親が認知症を患い、息子（故人）の妻が自分の都合のいいように遺言書を書かせたと主張。院長は息子（故人）の妻の肩を持ちたいと思う半面、裁判に巻き込まれたくないという気持ちが強かった。

A 分析・仮説（Assessment）

質問への回答が判決に影響してしまうことと、弁護士の質問に電話で答えることに、院長は不安を感じていた。当時、院長が書いた主治医意見書では、認知症のことは一切触れていない。

R 対策（Recommendation）

院長の不安を取り除くため、弁護士に口頭ではなく書面で回答するので質問を送るように要請する。患者の認知症の有無については、「認知症の症状は認められなかった」、あるいはそこまで言い切れないなら「自信を持って判断できない」とありのままを書く。

実例で学ぶトラブル解決術 17

先輩医師を訴えた患者から協力を求められたらどうする？

次のトラブル事例も、裁判がらみだ。といっても、相談主の院長が裁判の直接の当事者になっているわけではない。原告の患者側から協力を要請された、というケースである。ごく普通に考えれば、可能な範囲で協力すればいいのではないかと思うのだが、今回はそうはいかなかった。というのは、原告が訴えようとしていたのが、院長と同じ大学の先輩医師だったからだ。

皆さんも、「もし自分がこんな事態に巻き込まれたら、どう行動するだろうか」と思い描きながら、この話を読み進めていただきたい。

トラブルの概要

先輩医師を敵に回すか否か

「トラブルってほどじゃないかもしれないんだけど、ちょっと相談に乗ってくれる?」

電話の主は、以前に2回ほどトラブル相談に乗ったことがあるA医院のA院長だった。A医院は皮膚科、形成外科を標榜している。何やら初めから含みのある言い方をしてきたので、そのことが気になり、詳しく話を聞いてみることにした。

数日前、A院長宛てにX弁護士から手紙が届いた。そこには、「患者Y子が訴訟を準備しているので協力をしてほしい」と書かれていたそうだ。

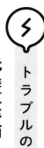

Y子というのは、10カ月ほど前、A医院で一度だけ診療したことがある患者だ。年齢は30代後半、逆さまつげ(眼瞼内反症)の治療の相談で来院した。Y子は自分の症状を話し、治療にはどういった選択肢があり、それぞれどんなメリット、デメリットがあるかを聞いてきた。A院長は一通り説明したが、Y子は「少し考えたい」と言って、その日、治療はしなかった。それきり、A医院には姿を見せていない。

その後、Y子はC形成外科クリニックでまつげの毛根をレーザーで焼く治療を行ったようだが、術後、まつげがほとんど抜けてしまい、新たに生えてこなくなった。Y子はC形成外科クリニックに何度もクレームを入れ、謝罪と慰謝料を求めたが、全く相手にされなかったという。

次第にY子は、訴訟を起こすことを考えるようになり、大阪弁護士会に電話を入れた。そこで紹介されたX弁護士とともに現在、医療訴訟の準備を始めているという。X弁護士からの手紙には、「レーザー治療前のY子のまつげの状態を知りたいので、カルテのコピーが欲しい」と書かれていた。

これだけの話なら、何も悩むことはない。X弁護士の手紙の内容が事実だとしたら、C形成外科クリニックのY子への対応は不誠実であり、許されるべきものではない。良心に従って、できる範囲で協力すればいいだけの話だ。

ところが、X弁護士の手紙の中に書かれていた、C形成外科クリニックの医師の名前を見て、A院長は飛び上がった。何と、A院長の出身大学の先輩であるD医師だったからだ。

A院長の話を電話で聞きながら、「うーん」と私は思わず声を出してしまった。確かに、悩ましい問題だ。

A医院のカルテを参考資料として提出すれば、D医師から「あいつは患者側についた」と思われるだろう。その後、D医師との関係はギクシャクするだろうし、ことによっては「先輩を裏切った後輩」として大学の医局との関係にも悪影響が出てくるのではないか、とA院長は恐れていた。

さて、どうしたものか……。

尾内流解決術

淡々とカルテを提出するべき

私は考えた末、A院長に「どちらの側に立つかなどは一切気にせず、提出に応じるべきではないか」と伝えた。10カ月前の状態を記したカルテを、何のコメントもつけずにそのまま出す。それが裁判でどう使われるかについてA院長は関知しない、という立場を貫けばいい。

私はトラブルの当事者や相談者の心理面を観察するのが習慣になっている。このケースでは、次のように分析した。A院長は、私に相談してくる前からほぼ腹は決まっており、カルテを提出しようと考えていたはず。私に電話してきたのは、「誰かに背中を押されたいから」だ。私の経験上、この見立てはたぶん当たっているだろう。

医局の先輩が訴えられている、という事実がなければ、A院長は素直にカルテを提出していたはずだ。だが、「医局の先輩との関係悪化」という悪い予測を乗り越えて決断するには勢いが必要であり、誰かに背中を強く押してもらえば決心がつきやすい。その役割を私が担ったということだ。

いずれにしても、Y子がA医院に対して、カルテ開示請求をすれば、A医院は応じざるを得ない。もし将来、Ｄ医師や出身大学の医局に何か言われたら、「患者本人からカルテ開示請求があったので、仕方なくコピーを渡した」と釈明すればいいだろう。

トラブルの教訓
相手が知り合いでも対応の方針は変えない

私のところにも、レーザー治療によるトラブルの相談がしばしば寄せられる。診療科別に最も多いのは耳鼻科で、２番目がこのケースに出てきた皮膚科・形成外科だ。院長自身が当事者になるケースももちろんあるが、数が多いのは、経験の少ない非常勤の医師が治療ミスを引き起こす場合だ。レーザーをどの程度照射すればよいかは、同じ医療機器で数多くの症例をこなしていないと加減が難しいのだろう。

ここで紹介した事例は、トラブルの構造としては極めてありふれたもので、冒頭にＡ院長が自分で言っているように、トラブルとは呼べないものかもしれない。ところが登場人物の中に、医局の先輩、同じ地区医師会の顔見知りなどがからんできた途端、ありふれた話がややこしい問題に変化する。

こうした問題に突き当たった時、解決方法を考えるのは難しくない。原則として、当事者に顔見知りがいてもいなくても対応を変えるべきではない、ということだ。ただし、その対応をした後に、何が起きるか、その知り合いとの関係がどうなっていくかについては、十分にシミュレーションをして、悪影響を和らげるような手があるかどうかも同時に考えておいたほうがいい。

このケースで言えば、「患者本人からカルテ開示請求があったと釈明すること」をその手段として事前に考えておけば、少しは安心できるのではないだろうか。

SBARで紐解くトラブルの構造

S 状況（Situation）

以前に逆さまつげの治療の相談で来院した患者が、別の形成外科医院で手術を受けた後、まつげがすべて抜け、生えてこなくなったため訴訟準備を始めた。院長は術前の情報提供を求められたが、患者が訴えようとしていたのは、医局の先輩医師だった。

B 背景（Background）

カルテを参考資料として提出すれば、先輩医師との関係がギクシャクし、「先輩を裏切った後輩」として大学の医局との関係にも悪影響が出るのではないかと院長は恐れていた。

A 分析・仮説（Assessment）

医局の先輩が訴えられている、との事実がなければ、院長は素直にカルテを提出していたはずだ。「医局の先輩との関係悪化」という悪い予測を乗り越えて決断するには勢いがいる。私が背中を押す必要がある。

R 対策（Recommendation）

どちらの側に立つかなどは一切気にせず、カルテの提出に応じる。何のコメントもつけずにそのまま渡し、それが裁判でどう使われるかについて院長は関知しない、という立場を貫く。

実例で学ぶトラブル解決術 18

開業医に重くのしかかる「患者の自殺」トラブル

これまで私の心の片隅にずっとありながら、なかなか文章化できなかったことを次の事例として書いてみようと思う。患者の自殺が原因で、患者家族と医療機関側がトラブルとなるケースである。

心療内科や精神科では、患者の自殺は避けて通れない。しかし、そうした悲劇が起きたとしても、通院歴が長ければ、患者家族とトラブルになることはあまりない。というのは、患者の病状や処方される薬について、患者家族に詳しく説明しているケースがほとんどで、医療機関側と一定レベルで信頼関係が構築されるからだ。

問題なのは通院歴が短いケースである。つき合いが短いと、当然、患者家族と医療機関側の信頼関係も希薄で、患者の自殺という強烈な出来事が起きると、患者家族のやり場のない鬱積した感情が病医院側に向けて発散されることもある。この事例も、それに該当すると思う。

5 トラブルの概要

「息子の自殺はあなたのせいだ！」と訴える母親

「『1週間前に息子が自殺したのは、A先生が出した薬のせいだ。どうしてくれるんだ』と、亡くなった患者の母親が親類と2人でクリニックに押しかけてきたんです。後日、こちらから連絡するということで、いったんは何とか帰ってもらったのですが、この先どのように対応したらいいのでしょうか」

やや疲れた声で私に電話をしてきたのは、近県のX市で心療内科のA医院を開業しているA院長だった。A院長は40歳代半ば。公立病院に長年勤めた後、半年ほど前にA医院を開業した。公立病院に勤務していた時にも患者の自殺はあったが、自分が直接担当している患者ではなかったという。

公立病院の場合、同僚やスタッフがたくさんいる。もし、こうした事態が起きても、一人で抱え込まなくて済む。その点で非常に心強い。しかし、医師が一人でやっている診療所となるとそうはいかない。ましてや、開業後、日が浅いとなると、心労の重さはいかばかりか、と少し気の毒になった。

私はこれまで、精神科や心療内科医院からのトラブル相談を比較的多く受けており、患者の自殺を原因とするトラブルも何回か経験している。その中には、今回と似たような事例があるかもしれない。まずは、詳しく話を聞くことにした。

患者Yは24歳男性。3カ月くらい前、市立病院からの紹介でA医院に通院し始めた。もともとは、気分が悪い、頭痛が慢性的に続くということで、市立病院の内科にかかっていた。しかし、投薬を続けても症状が改善しないどころか、うつ的な症状が強く出るようになり、会社へ通うのが苦痛になっていった。その状況を見た市立病院の医師が、Yに心療内科を受診するように勧めた。そして、紹介されたのがA医院だった。

A院長の見立ては、Yの症状は典型的な適応障害で、かつ、うつ病の発病初期段階にあるというものだった。3回目の来院時に、A院長はYの首にあざを見つけた。あざの理由を尋ねると、Yは「時々、死にたくなるんです」と話したという。うつ病の初期段階に、不安やイライラが重なると、自殺念慮や自殺企図が起きやすいそうだ。A院長は、Yの話をじっくり聞くべく、カウンセリングによる対応を続け、選択的セロトニン再取り込み阻害薬（SSRI）などの薬剤は、本人の服用後の状態などを確認しつつ、慎重に投与した。

しかし、Yの症状はどちらかというと悪化していった。気分の落ち込み、イライラを繰り返し、体はだるくなる一方で、直近においては、会社に行ける状態ではなくなっていた。A院長は、薬剤の投与量を少し減らし、何とか症状を改善させようとした。その時の対応方法やYとのやり取りについては、カルテにも記録してあるそうだ。

このように、Ａ院長としては慎重に対応したにもかかわらず、Ｙは自宅近くの家電店で電気コードを買い、夜中に自宅で首を吊った。翌朝、母親が変わり果てた息子の姿を発見した。その１週間後、Ｙの母親とその兄（Ｙの叔父）が２人でＡ医院に押しかけてきた、というのが、おおよその経緯だ。

尾内流解決術

意外な形でトラブル決着

精神疾患の場合、症状の出方には個人差があり、薬剤への反応も人それぞれ違う面がある。自殺念慮や自殺企図は、うつ病が最もひどい時期よりも、発病初期や回復期など、比較的気分が落ち着いた時に起きやすいとも言われている。このケースはまさにそれに当てはまるわけだ。だからといって、Ｙの自殺を止められなかった責任が院長にある、とまで言えるのかどうか。あれこれ考えていても仕方ないので、過去の自分の経験を踏まえ、Ａ院長に思いつくままアドバイスをした。

まず、Ｙの母親とその兄に再度、来院してもらい、Ｙへの診療の経緯について、カルテに基づいてできるだけ詳しく説明する。市民病院からの紹介状も使い、どんな経緯でＡ医院を受診することになったのか、そして受診当初にＹがどんな症状だったのかも丁寧に伝える。

このケースで最大の問題は、薬剤に関することだ。添付文書を使って、投薬の注意点や副作用について、Yの母親に詳しく説明したほうがいいだろう。そのうえで、A院長がどのような考えでYへの処方を決めていたのかを説明する。Yの母親は、SSRIが自殺を助長する薬であり、それをA院長が投与したことによって息子は自殺した、とかたくなに思い込んでいるようだ。

例えば、SSRIの一つであるパロキセチン塩酸塩水和物（商品名パキシル）の添付文書には、「重要な基本的注意」としてこんな記述がある。

「不安、焦燥、興奮、パニック発作、不眠、易刺激性、敵意、攻撃性、衝動性、アカシジア／精神運動不穏、軽躁、躁病等があらわれることが報告されている。また、因果関係は明らかではないが、これらの症状・行動を来した症例において、基礎疾患の悪化又は自殺念慮、自殺企図、他害行為が報告されている。患者の状態及び病態の変化を注意深く観察するとともに、これらの症状の増悪が観察された場合には、服薬量を増量せず、徐々に減量し、中止するなど適切な処置を行うこと」

また、「その他の注意」の記述はこうだ。

「海外で実施された大うつ病性障害等の精神疾患を有する患者を対象とした、本剤を含む複数の抗うつ剤の短期プラセボ対照臨床試験の検討結果において、24歳以下の患者では、自殺念慮や自殺企図の発現のリスクが抗うつ剤投与群でプラセボ群と比較して高かった。なお、25歳以上の患者における自殺念慮や自殺企図の発現のリスクの上昇は認められず、65歳以上においてはそのリスクが減少した」

ここで言わんとしているのは、24歳以下で不安や焦燥感といった症状が出ている患者には、状態を慎重に見ながら投与せよ、ということだ。もちろん、禁忌ではない。Yは24歳なので、この注意書きの対象年齢にぎりぎり入る。しかし、A院長の話を聞く限り、添付文書に書かれているように、Yの状態を見ながら慎重に投与しており、非難されるようなものではないと私は思った。

第三のポイントは、Yの母親とその兄の反応である。A院長の説明に対して、全く聞く耳を持たなかったり、敵対的な言動をエスカレートさせたりすることも考えられる。A院長への恨みが募って、存在自体が許せない状態になっているかもしれない。そんな場合は、A院長が懇切丁寧に対応するほど、逆効果になるかもしれない。なので、相手が敵対的な姿勢を崩さないようであれば、そこで交渉を打ち切り、「次回から代理人（弁護士）を立てて対応する」と告げるのがいいだろう。

思いつくままであったが、これら3点をA院長にアドバイスしたところ、「わかりました」という返事があった。対処法がわかって、少し元気を取り戻したようだった。

A院長は私のアドバイス通りに、Yの母親とその兄に来院してもらい、診療・投薬の経緯について詳しく説明した。投薬に関して、Yの母親からの追及があると覚悟していたA院長だったが、意外なことに、Yの母親はA院長の話を素直に聞いていたという。そして、Yの母親は、こんな話を始めた。

「Yが中学生の頃、離婚しました。それ以降、Yがふさぎ込んでいる姿を時々見てきました。離婚後、家計のために働きに出たことも、Yを不安にさせたかもしれません。Yが社会人になり、最初は順調そうだったので安心しました。でも、徐々に職場に適応できなくなっていって……。中学生という多感な時期に、両親の離婚を経験したのがおそらく遠因だろうと思います。苦しんでいただろうに、親として何もしてあげられなかったことが、いまはとてもつらくて……」。

Yの母親は、Yを失った悲しみを誰かにぶつけたかっただけなのかもしれない。Yの母親は自分の思いを語った後、「いろいろとありがとうございました」と言って、静かに医院を去っていった。トラブルは無事解決した。

トラブルの教訓

最悪の事態を想定し、対策を用意

トラブル解決後、私もA院長も、安堵感と言うより、何とも言えない虚脱感に包まれた。医師としての過失はなかったとしても、患者を自殺から救えなかったことに対する自責の念はどうしても生じる。それはそれで心の中でいったん受け止め、あとは気持ちを切り替えていくしかない。

亡くなった患者の主治医に対して、遺族が自分のやりきれない思いをぶつけるというケースを、私はこれまでに何度か経験してきている。そのぶつけ方で多いのは「医療過誤があった」と遺族が主張するパターンだ。しかし、単にやりきれない思いをぶつけようとしているだけなのか（医師にとっては大変迷惑な話だが）、それとも、本気で医療過誤を疑っているのかを、早い段階で見極めるのはかなり難しい。ある程度、患者遺族の言動が見えてから、どちらなのかがわかってくるものだ。

そこで、この事例でも、相手の態度を見ながら、場合によっては弁護士を代理人に立てるという選択肢も用意しておいた。「最悪の事態を想定し、対策を用意しておくこと」は、トラブル対応の鉄則である。このことをぜひ覚えておいていただきたい。

SBARで紐解くトラブルの構造

S 状況（Situation）

患者はうつ病の発病初期段階。自殺念慮や自殺企図の兆候があり、院長はカウンセリングによる対応を続け、SSRIなどを慎重に投与した。しかし、症状は悪化し、結局自殺してしまった。1週間後、患者の母親らが「責任を取れ」と押しかけてきた。

B 背景（Background）

精神疾患の症状の出方には個人差があり、薬剤への反応も人それぞれ違う。自殺念慮や自殺企図は、うつ病が最もひどい時期よりも、発病初期や回復期などに起きやすいとも言われている。

A 分析・仮説（Assessment）

母親は、SSRIが自殺を助長する薬であり、院長がそれを投与したため息子は自殺したと思い込んでいたので、その誤解を解くことが鍵となる。

R 対策（Recommendation）

患者の母親とその兄に来院してもらい、診療・投薬の経緯について、カルテや薬剤の添付文書をもとに詳しく説明する。もし、相手が逆上したり、敵対的な姿勢を崩さないようであれば、そこで交渉を打ち切り、「次回から代理人（弁護士）を立てて対応する」と告げる。

実例で学ぶトラブル解決術19

患者のドロ沼愛憎劇にハマりかけた病院

近年、成年後見制度に関するトラブルが増えている。成年後見制度とは、認知症や知的障害、精神障害などで判断能力が不十分な方々を保護し、本人の代わりに後見人等（成年後見人・保佐人・補助人）を選定し、契約や意思決定を支援する仕組みだ。

家庭裁判所に成年後見の申し立てができるのは4親等以内の親族で、申し立てには医療機関の診断書が必要になる。そのため、医療機関もトラブルに巻き込まれる恐れが十分ある。次に紹介するのは、背景に複雑な人間関係があり、医療機関がその泥沼にハマりかけた事例だ。

トラブルの概要

成年後見申し立ての診断書をめぐる攻防

「入院中の患者の姉から『成年後見の申し立てに必要な診断書を書いてほしい』と言われたの

ですが、患者の奥さんからは『絶対に書かないでくれ』と止められました。板挟みになって困っているんですが、どうしたらいいでしょうか」

電話をかけてきたのは、大阪近郊のA病院の医事課長だった。私は嫌な予感がした。医事課長のこの短い説明を聞いただけで、親族が対立している様子がうかがえる。かなり大変な案件かもしれない。私は気を引き締めつつ、詳しく話を聞くことにした。

3カ月ほど前、A病院に60歳代半ばの男性患者Xが入院してきた。Xは自営業者で、羽振りがよかったらしい。ところがある日の深夜、酒に酔った勢いで工事現場に侵入。そこで何者かとケンカになり、頭部を何度も殴られ、脳に損傷を受けてしまった。XはA病院に搬送され、治療を受けたものの、記憶障害や注意障害、遂行機能障害などを伴う高次脳機能障害が残った。現在は自分の名前も、名字しか思い出せない状態だという。

Xには妻と子どもが1人いた。妻は入院直後から毎日のように病室に通い、献身的に世話をしていた。ところがこの1カ月くらいは、なぜかあまり顔を見せなくなった。

10日ほど前のこと、Xの実姉Yが突然A病院を訪れ、受付で「成年後見の申し立て用にXの診断書を書いてほしい」と言ってきた。こうしたケースであれば通常、診断書の要請は妻から来るものである。対応した医事課長は「何か変だな」と感じ、「Xさんの奥さんの同意も取っていただけないでしょうか」と告げたところ、Yは「じゃあ、そうします」と返答して帰っていった。

その翌日、Xの妻が病室に現れた。医事課長が「昨日、お義姉さんが来られましたよ。成年後見の申し立てをするので診断書が欲しいと言われたのですが」と話しかけたところ、妻にびっくりした表情を浮かべ、「診断書は絶対に書かないでください」と強い口調で言った。

そして2日前、Yが再びA病院にやって来た。医事課長がYに「奥さんから診断書は書かないでほしいと言われたので、書くことはできません」と伝えたところ、「弟（X）は判断能力を失っているんですよ。それはおかしい。弁護士と相談しますから」と、先日とは打って変わって少し興奮した様子で言葉を返してきたという。

患者の妻と実姉Yとの間で何が起きているのか。訳がわからなくなった医事課長は、Xを担当する看護師に思い当たることはないか聞いてみた。するとその看護師は「あの人が原因ではないでしょうか」と次のように自分の考えを話した。

入院から1カ月半ほどたった頃、Xの愛人らしき女性が見舞いに現れ、妻と鉢合わせしたらしい。2人が激しく口論しているのを看護師数人が目撃していた。もはやナースステーション内では知らぬ者はないほど噂となっており、憶測が飛び交っていた。まるでテレビドラマのワンシーンのようなことが、現実に起こっていたのである。

以降、それまで毎日のように見舞いに来ていた妻は、Xの病室にたまにしか姿を見せなくなった。一方、愛人らしき女性は、その後1回見舞いに来たようだが、その後は来ていない。

Xを取り巻く人間関係に複雑な事情がありそうなうえに、Xの実姉Yからは成年後見の申し立てに必要な診断書を書けと言われ、妻からは書くなと言われて、医事課長は困惑してしまった。自分だけでは手に負えないと思った医事課長は、私に助けを求めて電話してきた。

尾内流解決術

なるべくシンプルでわかりやすい解決策を選択

医事課長の話を聞いていて一番わからないのは、なぜ患者Xの妻と実姉Yとの間で、成年後見の申し立ての判断が分かれているのかという点である。何らかの事情でこの2人は対立している。ひょっとしたら、Xの愛人もからんでいるのだろうか。どうやら、直接当事者に話を聞くしかなさそうだ。

私は医事課長に、Xの妻が次にA病院に来たら、「Yさんから診断書を書くように言われましたが、一度は断りました。でも、また要求されると思います。プライベートなお話に立ち入るのははばかられますが、差し支えない範囲で構いません。Yさんとの間で何が起きているのか、お話をうかがわせていただけませんか」と率直に尋ねてみるようアドバイスをした。

数日後、病室に現れた妻に対して、医事課長は私に言われた通りに切り出した。すると妻は「お恥ずかしい話ですが」と、次のように話した。

「入院後は毎日Xにつき添っていましたが、1カ月半くらいたった頃、愛人と鉢合わせてしまいました。夫に愛人がいたことなど全く知らなかった私にとっては大きなショックでした。同時に怒りがこみ上げてきて、夫への愛情が急速に冷めていきました。その後、私は離婚を決意して準備を始めたのですが、どういうわけか、義理の姉であるＹがそのことに感づいたのです。Ｙは弟の離婚後のことを心配して、成年後見制度の活用を思い立ったのでしょう」

医事課長から電話で報告を受けた私は、思わず「うーん」となってしまった。それぞれの行動には納得できる理由がある。Ｘ寄りの視点に立てば、判断能力を失った中で一方的に離婚手続きが進められるのは気の毒だと思うし、実姉であるＹが成年後見制度を活用しようとしている理由も何となくわかる。一方、妻の側に立てば、夫の裏切りは許せないだろうし、愛人がいる夫を今後何十年にもわたって支えていく気になれない、という気持ちに傾くのも当然だろう。

私は、プライベートな状況に深入りせずに、できるだけ客観的に判断することを基本方針にすることにした。結論は、Ｘの妻の要望を聞き入れ、診断書は書かない。その理由は、妻は現段階でＸ本人にとって最も近い家族だからだ。この先、２人は離婚するかもしれないが、医療機関がそこまで配慮する必要はない、と割り切ることにした。

私の経験上言えるのは、プライベートな事情が込み入っている時は、できるだけ踏み込まず、なるべくシンプルでわかりやすい結論を出したほうがいい、ということだ。複雑に絡み合う事情に足を突っ込んでしまうと、どこかで何らかの判断を求められた時に、客観的で中立公正な判断を下すことが非常に難しくなるものである。医事課長に私の考えを伝えると、「わかりました。そうしてみます」と言って、電話を切った。

後日、医事課長は、来院したYに「奥さんの同意がないので診断書は出せません」ときっぱり伝えた。それ以降、Yは病院に来なくなったという。

トラブルの教訓

プライベートに深入りせず客観的に振る舞う

その後、医事課長に聞いたところによると、A病院にXの妻が来る回数が少し増えたという。ひょっとしたら、愛人と鉢合わせになった直後は頭に血が上り、離婚するしかないと思い詰めたものの、時間の経過とともに冷静さを取り戻し、考えを変えたのかもしれない。本当のところは誰にもわからないが、ぜひそうあってほしいと私は心から思った。

今後、医療機関で、高齢患者の成年後見制度がらみのトラブルが多発することは容易に想像がつく。対処法はトラブルの中身次第だが、基本的なスタンスとしては、この事例のように、プライベートな事情にはできるだけ深入りせず、客観的に振る舞うことが欠かせない。医療機関がどうしてもそこに立ち入らざるを得ない場合は、あらかじめその範囲を見切っておく必要があるということを覚えておいていただきたい。

SBARで紐解くトラブルの構造

S 状況（Situation）

脳に損傷を受け、記憶障害などを伴う高次脳機能障害が残った入院患者のもとを、患者の姉が訪ねてきて、成年後見申し立てのための診断書を書いてほしいと依頼してきた。しかし、患者の妻は「絶対に書かないでほしい」と主張し、板挟み状態で困っている。

B 背景（Background）

妻は愛人の存在を知り、離婚手続きに取りかかっていた。姉には「奥さんが反対しているので診断書は書けない」と伝えると、「それはおかしい。弁護士と相談する」と言ってきた。

A 分析・仮説（Assessment）

患者寄りの視点に立てば、判断能力を失った中で一方的に離婚手続きが進められるのは気の毒だ。実姉のYが成年後見制度を活用しようとしているのも理解できる。妻の側に立てば、夫の裏切りは許せないだろう。それぞれの行動には納得できる理由がある。

R 対策（Recommendation）

プライベートな状況に深入りせずに、客観的に判断することを基本方針にした。具体的には、患者の妻の要望を聞き入れ、診断書は書かない。理由は、妻は現段階で患者に最も近い家族だからだ。

他院から紹介された「暴言患者」を受け入れるべきか

患者トラブルのほとんどは、自院にやって来た迷惑患者の話だが、ここでは少し変わり種の事例を紹介しよう。それは、他の病医院から問題患者が送られてきそうな場合の対応法だ。

紹介状（診療情報提供書）を読むと、紹介元の医療機関でもめ事を起こしている様子が記述されている。受け入れるべきか、断るべきか。非常に悩ましい問題である。

他院でトラブルを起こしている患者をあえて引き受けたくない、と考えるのも自然ではあるが、紹介元の話を鵜呑みにして、患者に会ってもいないのに問題患者と決めつけるのもどうか、との見方もあるだろう。

こうした問題意識を持って、次の事例を読んでいただきたい。

5 トラブルの概要

紹介状に書かれていた暴言患者の行状

「他院から患者の紹介を受けたのですが、どうもその患者の言動にいろいろと問題があるらしいんです。まだ正式には引き受けていません。正直、断りたいという気持ちもありますが、尾内さんはどうお考えですか」

電話をしてきたのは、中部地方にある透析をメインとするA医院のA院長だった。実は以前にも、A院長の相談に乗ったことがある。

患者Xを送ろうとしているのは、日頃から患者の紹介を受けているB総合病院だった。それにしても、送られてくる患者がどうして問題患者だとわかったのだろうか。

A院長によると、B総合病院から送られてきた診療情報提供書に、Xが看護師や臨床工学技士（ME）に暴言を浴びせていることが記されていたという。B総合病院とは普段から患者を紹介し合っている間柄だから、起きたことを包み隠さず伝えてきたのだろう。診療情報提供書には次のように書かれていた。

「患者Xは今年1月から当病院にて週3回のペースで透析治療を受けています。当病院は透析機器の台数が少ないうえ、スタッフに入れ替わりなどがあり、技術面での未熟さがあったかもしれませんが、Xは次第に暴言を吐くようになってきました。何とかXをなだめようとしましたが改善は見られず、現場の看護師やMEの心理状態を考えると、治療の継続は困難だとX本人に伝えました。何とぞ事情をご理解のうえ、ご検討いただければ幸いです」

診療情報提供書からは、B総合病院がXの行状に苦しんでいる様子がうかがえる。ただ、ここに書かれていることは、Xを理解する参考にはなるが、なぜ看護師やMEに暴言を吐くようになったのか、その原因については明確になっていない。「技術面での未熟さ」という表現に、そのヒントがあるだけだ。暴言の原因がはっきりと判明し、それがA医院で解決できるのならば、患者Xを受け入れてもいいのではないかと私は思った。

尾内流解決術

A4サイズ1枚で迷惑行為を未然に防ぐ

今回は対策を考えるための手がかりが少ないので、いきなり決断を下すのではなく、もう少し情報を収集する必要がある。私はA院長に、「B総合病院のXの主治医に電話をかけ、なぜXが暴言を吐くようになったのか尋ねてみてほしい」と伝えた。おそらく、B総合病院ではXが暴言を吐くようになった原因をつかんでいるはずだ。

その主たる原因がB総合病院にあるならば、とりあえず1度、患者Xと面談してはどうか、と私はA院長に提案した。一方、B総合病院側に非はなく、Xが理不尽に暴言を吐いているのなら、受け入れを断っても構わない。

Xと面談する際には、「診療方針と院内ルールなどの説明文書（兼誓約書）」と題した書類を作成し、最下段に患者の署名欄を設けて、サインをもらうのがいいだろう。この文書にはA院長の診療方針とともに院内ルールを明記する。

最後に署名をしてもらうことがポイントだ。この取り決めにどれだけの法的な力があるかはわからないが、相手がよほど悪意のある患者ではない限り、一定の効果は期待できるし、診療を断る際の理由にもなる。

A院長は私のアドバイスをすべて聞き入れ、すぐに行動に移してくれた。早速、B総合病院のXの主治医Cに電話をして、事情を聞いた。

その主治医Cによると、2、3カ月前に、ベテランの看護師が相次いで2人辞めてしまい、穿刺に関するトラブルが起きるようになり、その際のスタッフの対応が事務的だったので、Xの暴言がエスカレートしていったという。

透析患者の場合、穿刺の巧拙がトラブルの原因になるケースがしばしばある。その点、A医院は透析をメインとしており、熟練のスタッフもそろっている。穿刺の技術にかけては、B総合病院には勝るとも劣らない自信がA院長にはあった。

2点目のアドバイスに関しても、A院長の行動は早かった。その日の夜、私のところにA

当院の診療方針と院内ルールなどの説明書（兼誓約書）

・院内では施設運営責任者である院長の指示に従ってください。

・他の患者さんの迷惑になる行為（透析中の電話、大声を出すこと等）は厳につつしんでください。

・当院スタッフの業務の妨げとなる行為を禁じます。

・当院スタッフに暴力・暴言・脅しなどがあった場合、直ちに警察に通報します。

・クリニックの設備や器具は大切に使用してください。

以上の項目の順守をお願いします。お守りいただけない場合には、当院での診療をお断りする場合があります。ご理解とご協力のほど、何とぞよろしくお願い申し上げます。

院長

私は上記のすべてに関して同意し、順守することを誓約します。

（患者の署名）○○○○

院長が作成した「A医院の診療方針と院内ルールなどの説明書（兼誓約書）」がファクスで送られてきた。A4サイズ1枚の紙に、A院長独自の診療方針や院内ルールが上手にまとめられており、私がアドバイスした項目もきちんと盛り込まれていた。

この数日後、A院長は、事務長とともにXと面談した（万が一のことを考えて、私は男性職員を同席させることをアドバイスしておいた）。Xに説明書兼誓約書を差し出し、署名を求めたところ、Xは意外にも抵抗の様子を見せることもなく、すんなり応じたそうだ。

その後、XはA医院に通い始めたが、いまのところは何の問題も起こしていない。

トラブルの教訓
患者の悪質度を見極め、対応を決める

この事例では、暴言を吐いているXの悪質度がどの程度であるかを見極めることがポイントとなった。Xの不満はただ一つ、「上手に穿刺してほしい」ということ。不当に何かを要求したり、自分のエゴを振りかざしたりする意図は、話を聞いていてあまり感じられなかった。もちろん、大の大人が感情の赴くままに暴言を吐くことは許されない。しかし、透析を専門としているA医院にかかれば、Xの不満は解消し、荒れた言動もなくなるのではないかと考えた。

Xの今後についてはまだ気が抜けない。もし、穿刺などに不手際があれば、B総合病院と

同様の騒ぎを起こすかもしれない。その際には、Xから取った誓約書を活用して、診療を断ることを検討すればいい。先手を打って二重の対策を打っておくことが、非常に重要だ。

今後が心配なのは、A医院よりもむしろB総合病院かもしれない。研修の充実などで穿刺技術を向上させていくことが欠かせないだろう。

SBARで紐解くトラブルの構造

S 状況（Situation）

病院から送られてきた患者の紹介状に、看護師や臨床工学技士に暴言を吐き、面倒を見切れなくなったので送った旨が記されている。問題患者とわかっていて、自院で受け入れるべきかどうか、受け入れた場合、どう対処していくべきか悩んでいる。

B 背景（Background）

紹介元の病院では、ベテランの看護師が相次いで2人辞めた後、穿刺に関するトラブルが起きるようになった。その際のスタッフの対応が事務的だったので、患者は怒りを爆発させ、その後、暴言などがエスカレートしていった。

A 分析・仮説（Assessment）

患者に医療機関や職員を困らせてやろうという意図は感じられない。患者の望みは、「上手に穿刺してほしい」だけ。透析専門のこの医院にかかれば、Xの不満は解消するのではないか。

R 対策（Recommendation）

暴言や迷惑行為を禁じた「診療方針と院内ルールなどの説明文書（兼誓約書）」を作成し、患者に同意と署名を求めたうえで受け入れる。文書は、患者が問題を起こした場合、診療を断る理由にもなる。

医師の親切心がトラブルを生むという理不尽なお話

医師が患者に親しげな言葉をかけたり、相手のためを思って親切にしたりすることが、患者トラブルの引き金になることがある、と言われたら、皆さんは「まさか」と思われるかもしれない。しかし、実際にそのようなトラブルが起きている。

もちろん相手が、ごく普通の患者なら何の問題もない。ところが、妄想癖があったり、境界性パーソナリティー障害が疑われるような人が患者だったりすると、親切にしたことがあだになりかねない。もちろん、相手にその兆候があることが最初からわかっていれば対処のしようもあるが、それがなかなかわからないから、厄介なのである。

次に紹介する事例では、院長自身は人当たりがよく、どの患者にも優しく接し、悩みなどもよく聞いてあげていた。しかし、そういった人柄のよさと思いやりのある振る舞いが、思い込みの強い患者に向けられた場合、時に迷惑な勘違いを引き起こす。一度、「思い込み」のスイッチが入ってしまうと、親切が「愛情」と誤解され、あわてて距離をとろうとすると逆に「裏切り」と見なされ、怒りの対象になってしまうこともある。

事例を見てみよう。

5 トラブルの概要

院長との疑似恋愛を妄想し、待ち伏せする患者

「当院に通っている女性患者Xから『結婚してほしい』とつきまとわれて困っています。その患者は、私と相思相愛だと思い込んでいるようなのですが、誤解されるような言葉をかけた覚えは一度もありませんし、どうしてこうなったのか見当もつかない。私には妻がいて、クリニックで一緒に働いています。ここ数日、Xはクリニックの近くで私の帰りを待ち構えるようになりました。もちろん無視しているのですが、いつかXが思い切った行動に出るのではないかと思うと心配で……。何かいい対処法があったら教えてもらえないでしょうか」

私に相談の電話をかけてきたのは、大阪市内にあるA皮膚科クリニックのA院長だった。同院は開業から20年以上続いている人気クリニックだ。ストーカー的な行為をしている女性患者Xは60歳。夫とはかなり前に離婚しており、家族は30歳代の息子が1人いる。

Xが皮膚炎の治療のため通院を始めたのは2カ月ほど前。最初のうちXは自分のことをあまり話さず、その人柄はよくわからなかったが、通院を重ねるにつれて会話の量も増え、打ち

解けていった。精神科に通院したことがあるという話もXから聞いた、とA院長は振り返る。

そのうち、XからA院長宛てに時々手紙が届くようになった。そこには、「10年に一人の方にめぐり会えた」「私はA先生と結婚したい」「運命の人」などの言葉が散りばめられていた。

A院長は無視を決め込み、Xが通院してきてもなるべく目を合わさず、極めて事務的に応対した。すると「先生は結婚すると言ったじゃないですか」「なぜ気持ちを偽るのですか」「私はいつまでも待ちます」などと書かれた手紙が届くようになった。

さらに数日後の夕方、クリニックの職員からA院長に「Xさんがさっきから当院の近くをうろついていますよ」と報告が入った。A院長がカーテン越しに外を見ると、確かにXがいた。診療時間の終了までにはまだ2時間ほどあったが、A院長が診療を終えて出てくるのを待っているのは明らかだった。

A院長は「怖くなった」と言う。待ち伏せされたうえに、その後何が起こるかを考え始めると、診療にも集中できなくなり、わらをもつかむ思いで私に電話をかけてきたという。

尾内流解決術

反撃行動の機先を制する

「Xはまだクリニックの近くにいますか？」と私が尋ねると、A院長からは「はい、まだ電柱に隠れるようにして立っています」との答えが返ってきた。私が受けるトラブル相談は、「いますぐできる」対処法を求められるケースがほとんどだが、今回は特に緊急性が高く、私がアドバイスすれば直ちに行動が開始される状況だった。

患者本人の言葉から、Xは何らかの精神疾患を抱えている可能性がある。その場合、A院長が誤解を解こうとしていくら説明したとしても、効果は見込めない。冒頭にも述べたように、Xの思い込みを強く否定すると、今度は「裏切り」と見なし、Xが何らかの反撃行動を起こす恐れもある。今回の待ち伏せは、その「開始」を知らせるシグナルかもしれず、無視や放置をせずに、しっかり対応して反撃行動の機先を制すべきだと私は感じた。

そこで思いつくまま次のようなアドバイスを送った。

まず、職員にICレコーダーを持たせて、Xのところに向かわせ、「先ほどからここにいらっしゃるようですが、当院に何かご用事でしょうか。診療であればお入りください」と声をかけ、相手の反応を見る。こうした場合、妄想の対象になっているA院長は直接対応に当たらないほうがいい。刺激が大きすぎると、本格的に相手の「反撃」のスイッチを押してしまうことになりかねないからだ。

おそらく、Xには診療を受けるつもりも、素直に帰るつもりもないだろう。だとすれば、職員の声がけにもひるまず、引き続きA院長を待つか、最悪の場合にはヒステリックになり暴れる可能性もある。なので、Xとの会話をしっかり録音し、少しでも暴れたりすれば、直ちに警察に通報する。

Xが「A院長を待っている」とか「A院長と会う約束をしている」などと言った場合には、「A院長はあなたのつきまといに迷惑している。あなたがこれ以上、続けるのであれば、警察と相談したうえでしかるべき手段を講じるつもりだ」とはっきり伝える。今回のストーカー行為のレベルなら、警察という文言を出すことで効果が見込めると私は思った。もちろんこれで効かなければ、その時はもう一度連絡してほしいとA院長に伝えた。

A院長はすぐに職員に事情を説明し、協力を取りつけた。職員がXに声をかけたところ、Xは少し震えながら「人を待っている」と答えたので、職員は私のアドバイス通りにA院長が迷惑しており、警察に相談しようとしていることをXに伝えたところ、Xはびっくりした様子だったが、その後、無言のまま立ち去った。

それから10日近くたつが、XはA院長の前に現れていない。

トラブルの教訓

親切心もほどほどに

このケースの場合、まだ安心はできない。再びXが現れるようであれば、警察への相談と並行して、Xの息子とも連絡を取り、Xのつきまとい行為を抑えるために協力を取りつけるのがいいだろう。

私は個人的にもA院長のことをよく知っている。面倒見がよく、明るくて、親切で好感の持てるキャラクターなので、Aクリニックは地元でも高い人気がある。Xは何かの拍子にA院長の親切心に触れ、それに依存する心地よさを覚え、自分の心のコントロールを失っていったと思われる。

繰り返しになるが、親切心がトラブルを生むなんて理不尽な話だ。無愛想で患者とは目も合わさない医師であれば、今回のようなトラブルには決して遭遇しない。そう考えると、何だかやりきれない思いもするが、これが現実である。何事もほどほどに、というのが、いまどきの接遇のコツなのかもしれない。

SBARで紐解くトラブルの構造

S 状況(Situation)

60歳の女性患者が、院長に一方的に思いを寄せ、毎日のように待ち伏せするようになった。本人は相思相愛と思い込んでいる。患者は精神科への通院歴もある。

B 背景(Background)

院長は、患者に誤解されるような言葉をかけた覚えは一度もない。奥さんもいて、クリニックで一緒に働いている。患者は当初、院長に自分の思いを綴った手紙を送っていたが、無視していると、院長の周辺をつきまとうようになった。

A 分析・仮説(Assessment)

患者の思い込みを強く否定すると、患者はそれを「裏切り」と見なし、反撃行動に出る恐れもある。待ち伏せは、反撃行動開始のシグナルかもしれず、しっかり対応して機先を制すべきだ。

R 対策(Recommendation)

職員に協力を求め、待ち伏せしている患者に、「ここで何をしているのか」「院長はあなたのつきまとい行為に迷惑していて、今後も続けるのなら警察に相談して必要な手段を講じる」と伝えてもらう。また、患者の息子とも連絡を取り、協力を取りつける。

実例で学ぶトラブル解決術22

「口コミサイトに当院の悪口が！」の意外な真相

インターネットの普及で、誰でも簡単にさまざまな情報を手に入れることができるようになった。患者にとっては便利になった半面、本人の思い込みや先入観をもとに情報を調べていたり、あるいはそもそも誤った情報を信じ込んでいるケースもあり、医師側を困らせることも少なくない。

ネット社会の恩恵は情報検索だけでなく、ソーシャル・ネットワーキング・サービス（SNS）や口コミサイトなどを通じて、情報を広く発信できることにもある。次に取り上げるのは、ネットに関するトラブルだ。私のところに寄せられる相談の中にも、口コミサイトへの書き込みによる名誉毀損や根拠のない中傷によるトラブルの相談事例が増えている。だが、中には、医療機関側が一方的な被害者とは言えないケースもある。

トラブルの概要

患者の実名による書き込みに激怒した院長

「先日、『当院の悪口がネットの口コミサイトに書かれている』と職員から連絡を受けました。そのサイトでは、当院が名指しされ、悪口がつらつらと書かれていました。うちの通院患者が実名で投稿していたんです。直ちに消したいのですが、その患者に直接要請すべきか、それとも内容証明郵便などを出したほうがいいのでしょうか」

相談の電話をかけてきたのは、大阪近県で内科・小児科を標榜するA医院のA院長だった。声から察するに、かなり憤慨しているようだった。口コミサイトに投稿したのは、50歳代の男性患者Xで、糖尿病とその合併症を抱えており、3年前の開院時から同院に通院している。

私が「どんなことが書かれていたのですか」とA院長に尋ねると、意外な答えが返ってきた。「『いつ行っても混雑している』『医師は適当にしか患者を診ていない』『待ち時間が長い』といった不満が列挙してあるんです。これを読んだら、当院への印象は悪くなるに違いありません。特に『適当にしか患者を診ていない』と書かれたことが許せない」

私は正直、腰砕けになった。悪口というより、患者が正直な感想を述べているだけではないのか——。一応、A院長にもそれを確かめてみる必要がある。

私はA院長に患者数や混雑状況などを尋ねた。その日の患者数は午前診だけで70人、午後診も入れると約120人で、ほかの日もだいたい同じだという。医師はA院長と夫人（副院長）の2人で、夫人が小児科を担当している。内科系診療所でこの患者数は、かなり多い部類に入る。A医院の近隣（半径500メートル圏内）には、内科を標榜する診療所が3軒あるが、A医院は最後発の開業にもかかわらず、患者数が最も多いという。

繁盛しているようだが、果たしてA院長が開業前に思い描いていた医療は実践できているのだろうか。目の前の患者をさばくのに忙しすぎて、精神的に余裕がなくなり、それほど悪口とも思えないネット上のクレームに過剰に反応したのではないか、というのが私の見立てだった。これらを踏まえて、A院長には次のようにアドバイスした。

尾内流解決術

接遇の改善策を考え、コメントの削除も要請する

まず、患者Xの書き込みに対するA院長の捉え方は間違っている、と率直に伝えた。話を聞く限り、XにA医院をおとしめようとする意図は感じられない。むしろ、A院長は、通院するほかの多くの患者の代弁者としてXの書き込みに耳を傾けるべきだ。

私は少し説教したい気分になってきた。

医師2人体制とはいえ、連日120人の患者が押し寄せる状態は、「適正患者数」を超えていると言わざるを得ない。その状態で、医療の質をしっかり確保することができているかどうかは疑わしい。いや、まさにいま、そのほころびが見え始めているところかもしれない。

「Xはいわば『炭鉱のカナリア』で、異変をいち早く知らせてくれている、と前向きに捉えてはどうでしょう?」と私が言うと、A院長にも思い当たるところがあったらしく、「確かに、開業してからがむしゃらにやってきて、周りがあまり見えていなかったのかもしれません」との反省の弁があった。

そこで具体的な対応だが、Xが次に来院した時、書き込みを見たことを伝え、Xの指摘を真摯に受け止め、改善を約束する、と伝えてはどうか。例えば、待ち時間短縮のための予約システムを導入するなど、対策を具体的に提示できればなおよい。いますぐ導入できなくても、計画や構想を示すだけでも説得力が増す。

そのうえで、「書き込みを削除していただきたい」と素直に頼んでみるのがいいだろう。誰だって、自分の不満を真剣に受け止めてもらえたら、悪い気はしないはずだ。その真剣さを伝えるためにも、具体的な改善策を提示することが欠かせない。

患者数に関しては、すぐに減らすことはできないだろうが、予約制を活用して時間をかけてコントロールしていくなど、中期的な課題として考えていく必要がある。

これらのアドバイスを伝えたところ、A院長も納得してくれ、「次回、Xさんが来院した時に実行します」と約束してくれた。A院長は、私のアドバイス通りにXに自分の思いを伝え、予約制の導入などの対策を告げたところ、Xからは「開院した頃の丁寧な応対が、いまにあまり見られなくなっているのが気になって、ついネットに書き込んでしまいました。申し訳ありません」と謝罪の言葉があり、書き込みを削除することにも同意してくれたという。

トラブルの教訓

繁盛時ほど「炭鉱のカナリア」に敏感になる

A院長は、「開院した頃の丁寧な応対が、いまはあまり見られなくなっている」とのXの言葉を聞いて、大いに反省したという。こうした予兆は必ずあるものだが、そうは思わずに、「単なるクレーム」として見過ごされることが圧倒的に多いのではないだろうか。患者数が多くて忙しい時ほど、あなたの周りの「炭鉱のカナリア」の様子に敏感になる必要がある。

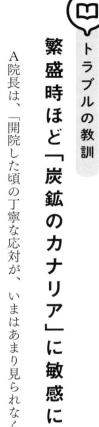

SBARで紐解くトラブルの構造

S 状況（Situation）

自院の悪口が口コミサイトに書かれているのを発見した。その内容は、「いつも混雑している」「医師は適当にしか患者を診ていない」「待ち時間が長い」。院長は、「適当にしか患者を診ていない」という記述に、強く憤っていた。

B 背景（Background）

投稿は実名で行われ、3年前の開業時から通っている50歳代の男性患者が書いた。この診療所は、地域で最後発の開業にもかかわらず、連日120人の患者が押し寄せて、いつも混雑している。

A 分析・仮説（Assessment）

書き込みに、悪意は感じられない。むしろ、異変をいち早く知らせてくれている「前向きなクレーム」として、冷静に捉えるべきだ。ただし、ネット上に書き込みがさらされている状態は解消する必要がある。

R 対策（Recommendation）

書き込みをした患者が次回来院した際に、指摘を真摯に受け止め、待ち時間短縮のための予約システム導入、職員のよりきめ細かな対応など、対策を具体的に掲げたうえで、書き込みの削除をお願いする。患者数は、時間をかけてコントロールする。

実例で学ぶトラブル解決術 23

目線が合っただけで「セクハラ」と騒ぐ女性患者

友人から、「満員電車に乗る時は必ず両手を挙げて乗車している」という話を聞いたことがある。その理由は、痴漢のえん罪リスクを減らすためだという。

私は「大げさだな」と思ったのだが、よく話を聞いてみると、「確かにそのほうがいいかもなあ」と思える。痴漢の疑いをかけられ、警察に突き出されれば、被害者の証言がほぼ100％採用され、有罪を免れることは絶望的になる。つまり有罪率は限りなく100％に近いらしい。痴漢のえん罪事件を題材にした映画「それでもボクはやってない」（2007年、周防正行監督）もあるくらいだ。

無実の罪であっても、疑いをかけられた時点でアウトなので、少しの疑いもかからぬように行動する――極めて正しい選択をしていると言えるわけだ。

なぜこんな話をしたかというと、最近相談に乗ったトラブル事例の中に、「女性患者からセクハラの苦情が来たのだがどうしたらいいいか」というものがあったからだ。

医療の現場では、患者の体に触ったり、観察したりすることが当たり前のように行われる。考えようによっては、セクハラ疑惑が非常に起きやすい職場であると言える。医療現場で働く男性たちは、いつえん罪事件に巻き込まれてもおかしくない状況にある、と言ったら言いすぎだろうか。

トラブルの概要

人気のPTがセクハラ疑惑の渦中に

「先ほど、女性患者X子から電話がかかってきて、『PT（理学療法士）のAを何とかして。こないだも私のことをじっと見たり、いやらしい感じであいさつしたりして、こっちは気分が悪いんです』と言われました。実は患者X子からの苦情はこれで2度目です。最初に苦情が来たのは2カ月前で、Aを患者X子のリハビリ担当から外したのですが、今回また『セクハラを受けている』との苦情が来ました。いったいどう対応したらいいのでしょうか」

大阪市内にあるB整形外科医院のC事務長からこんな電話がかかってきた。セクハラの相談は、これまでに何回も受けた経験がある。大事なのは、当事者双方からしっかりと事情を聞くことだ。片方の言い分だけを信じて動くと、大きな間違いを起こす可能性がある。

C事務長の話によると、患者X子は首から腰にかけての痛みを訴え、1年ほど前からB整形外科医院に通院している。診断名は、頸肩腕症候群と腰椎捻挫で、PTによる牽引や温熱治療などを受けていた。一方、Aさんは、医院に数人いるPTの責任者で、人当たりがよく、患者にも人気がある男性だという。

温熱治療などはリハビリ室で行われるが、個室ではなく、仕切りで隔てられている。そして周りには、ほかのPTや患者もいる。そうした状況の中で、患者X子が主張するようにセクハラが行われたのだろうか。私はC事務長から、さらに詳しく話を聞いてみることにした。

患者X子から最初に苦情があったのは2カ月前で、C事務長はAさんを呼び出して事情を聞いた。しかし、Aさんの答えは「全くの濡れ衣です。私はほかの患者さんと同じように、Xさんにも施術しています。セクハラなんてしていません」。ほかのPTに話を聞いても、「セクハラなんてあり得ません」という返答ばかりだった。ただ、PTのうちの一人がこんなことを言っていた。

「Xさんは女性週刊誌のゴシップネタ、特にドロドロの愛憎劇が大好きで、施術のたびに話題を持ち出してくる。私はそうした話にあまり興味がないので適当にあしらっていますが、Aさんは相づちを打って話を盛り上げようとしていました。まさか、それで誤解されたとか」

PTのヒアリングでAさんに問題はなさそうだとC事務長は思ったものの、念のためAさんをX子の担当から外すように院長に進言した。実際、AさんはX子の担当から外れた。そして、Aさんが休みの水曜日に予約を入れるように、X子に促した。

しかし、X子は週2回通院していたので、週1回はX子とAさんは顔を合わせる。2回目の苦情が来たのは、私に電話があった日の前日のことだった。すでにAさんはX子の担当を外れており、あいさつ以外に会話は一切交わしていないはずだ。それなのにセクハラの苦情を受けるのはどうしてなのだろうか。

C事務長にその疑問をぶつけてみたが、「私にもよくわからないんですよ。『いやらしい目で私を見る』『私に気があるから、いまだにあいさつしてくる』と言うんで、Aを呼び出して、ただしてみたのですが、『勘弁してください。そんな気は全くありません』とAも大変迷惑そうでした」との答えだった。

尾内流解決術

基本スタンスは「診療打ち切りも辞さない」

C事務長の話を聞く限り、Aさんに問題があるとは思えない。問題があるのはX子のほうかもしれない。目が合ったり、あいさつしたりするだけで「セクハラだ」と騒ぐのは、心に何らかの問題を抱えている可能性があるかもしれないと思った。それを前提に思いつくまま、次のようなアドバイスをした。

第一に、X子への診療は打ち切っても構わないというスタンスを取ること。これまでの話からAさんの接し方に問題があるとは思えない。それでも執拗にクレームをつけてくるのであれば、B整形外科医院としては職員を守ることを優先させるべきだ。X子に対しては、「セクハラの事実は確認できませんでした。当院にご不満があるならば、他院を紹介します」とはっきり告げたらどうか。

第二に、X子の人物像をもう少し詳しくつかむべきだ。X子は思い込みが激しく、自意識過剰、ひょっとしたら何らかの精神疾患を持っている可能性もある。院長やPTにそのあたりの事情をもう一度探ってもらうことが欠かせない。

第三に、これを一つの機会と捉え、患者からセクハラと誤解されないようにするにはどうしたらいいか、職員を集めて話し合ってみてはどうか。患者と身体接触がある職業では、いくら雑談とはいえ、相手側から話を持ちかけられたとしても、下ネタ的な会話は慎むべきだろう。

C事務長は私の助言をすぐに院長に伝え、行動に移した。1週間ほどしてC事務長から私に連絡が入った。まず、院長がX子に過去の病歴などを聞いたところ、半年前までうつ病で精神科クリニックに通っていたことがわかった。しかし、現在は通院をやめてしまっている。これで、X子の自意識過剰な言動は、精神疾患に起因する可能性も出てきた。

さらに別の日、C事務長はX子を別室に呼び、院長も同席して「当院にご不満があるようですので、他院を紹介します」と伝えた。X子は「よそへ行けということか」と怒り出したが、しばらく話をするうちに「いま担当してもらっているPTさんは気に入っている」と言い出し、

「引き続き診てもらえないでしょうか」とX子のほうから言ってきたという。もちろんC事務長はそれを承諾したが、「今後、視線が合っただけでセクハラと騒ぐようであれば、当院では診ることはできませんので」と念を押したところ、「わかりました」という答えが返ってきた。

その後、X子は数回通院してきたが、何事も起きていない。

トラブルの教訓

患者との世間話はほどほどに

この事例を特殊なケースと思われるかもしれないが、医療機関には実にいろいろな人がやって来る。X子のように思い込みが激しく自意識過剰の患者も、10年単位で見ればいつか必ず来院する。なので、そうした患者が来院した時も、「一般の患者とは異なる対応」を落ち着いて実行できるようにしておく必要がある。

この事例を通じて、患者の話につき合うのも、ほどほどにしておかなければならないと思った。セクハラは実際にあったのか、それともなかったのか、という争いになると水かけ論になる恐れがある。大事なのは、そもそも疑われないようにすることであり、職場での下ネタトークは御法度だ。いまのご時世、痴漢のえん罪リスクを減らすために満員電車で両手を挙げておくという精神を、医療機関も少し見習わなければならないかもしれないと感じた。

SBARで紐解くトラブルの構造

S 状況（Situation）

女性患者から「PTからセクハラを受けているので何とかしてくれ」とクレームが入った。そのPTを担当から外したが、「いやらしい感じでじっと見つめる」などの苦情が続いている。当事者のPTや同僚に話を聞くと「全くの濡れ衣」と全否定する。

B 背景（Background）

患者は首から腰にかけての痛みを訴え、1年ほど前から通院。PTによる牽引や温熱治療などを受けている。半年前まで、うつ病で精神科クリニックに通っていた。

A 分析・仮説（Assessment）

院内のヒアリングでPTのセクハラは確認できず、患者の自意識過剰が騒動の原因と考えられた。目が合ったりするだけで「セクハラだ」と騒ぐのは、心に何らかの問題を抱えている可能性がある。

R 対策（Recommendation）

患者に対して、セクハラの事実が確認できなかったことを伝え、その結論に不満があるならば他院を紹介する、とはっきり告げる。さらに、「視線が合っただけでセクハラと騒ぐようであれば、当院では診ることはできない」と念を押しておく。

第4章

一筋縄ではいかない ハードクレーマーへの対処法

警察沙汰になることの多いモンスターペイシェントとは異なり、警察沙汰になりにくいのがハードクレーマーだ。

たちの悪いハードクレーマーは、用心深くて、器物損壊や傷害事件などを起こさないように行動する。警察沙汰にならないように警戒している者も多い。警察に通報されないように注意を払いながら、自己中心的な態度での迷惑行為を延々と続けるのが常套手段だ。

ハードクレーマーは、私の経験上、次のような特徴がある。

現在、または過去において社会的地位がある、地位はなくても極めてプライドが高い、慎重で小心、頭の回転がいい、知識が豊富、執拗で粘着性——。

モンスターペイシェントのように、医療従事者に対して、フェイス・トゥ・フェイスで怒鳴ったり、暴れたりするのではなく、電話やメールなども駆使して、さまざまな要求を突きつけてくる。ハードクレーマーは、モンスターペイシェントと違って、接し方が比較的ソフトなため、医療機関側もつい油断して、傾聴の姿勢で臨んでしまう。

ここに大きな落とし穴が隠されている。

こうした患者の要求や要望に対して、「真摯に対応すれば相手はわかってくれるはずだ」と考えて接していると、トラブルは解決するどころか泥沼化していく。ハードクレーマーは、医療機関が穏便にトラブルを解決しようとしていることを見透かし、さらなる要求を重ねていく。彼らの要求に終わりはないのである。あげくの果てに、医療機関側は限度・限界を超え、現場は疲弊してしまう。

そうなる前に、手を打つ必要がある。ポイントとなるのに、ハードクレーマーの「慎重で小心」なところだ。例えば、警察沙汰になるような出来事が起きていなくても、あえて警察に相談に行き、その事実を相手に伝えることで功を奏することがある。「慎重で小心」は、ハードクレーマーの強みでもあるが、弱みでもある。

「あんたそれでも医者か」と暴言を吐いた患者

通常、私は患者トラブルを三つに分類している。3層からなるピラミッドを頭に思い浮かべていただきたい。最も上の層にいるのが「モンスターペイシェント」だ。この層が引き起こすトラブルでは、暴言や暴力のリスクが高く、警察沙汰になることも多い。ただ、私のところにやってくる相談件数から言うとすでに「高止まり」の状態にある。

ピラミッドの中層部は「困った患者群」、つまりハードクレーマーたちだ。警察沙汰まではいかないが、とにかく自己中心的な態度で、各種の迷惑行為を長期にわたって繰り返す。時に、モンスターペイシェントを相手にするより解決が厄介なこともある。そしてピラミッドの下層部は、クレームをつける普通の人。ただ、この普通の人も、以前に比べると寛容さが大きく失われているような気がしてならない。

次に紹介するのは、ピラミッドの中間層に当たるハードクレーマーの典型事例だ。ハードクレーマーはモンスターペイシェントに比べ実態がややわかりにくいうえ、警察沙汰にはならないように、あの手この手を用いて自己の身勝手な要求を押し通そうと巧妙に攻撃を仕かけてくる。院長も職員も人柄がよく、基本的に「性善説」で物事を考える人ばかりの医療機関に、こういったタイプの患者が現れるとどういうことになるのか。実例を紹介する。

5 トラブルの概要

院長を質問攻めにし、あら探しする患者

「来院するたびに私を質問攻めにする患者がいるんです。最初は丁寧に対応していたが、あまりに度が過ぎるので、もう勘弁してほしいと思っていた。そんな時、患者から『ここでの血圧の測り方は間違っている。あんた、それでも医者か』と言われて堪忍袋の緒が切れました。それで、『ここはあなたに講義するところではない』と言い返したんです。するとその患者は、保健所にうちが診療拒否をしていると通報し、保健所の担当者が聞き取りに来ることになりました。今後、この患者にどう対応していけばよいでしょうか」

電話をかけてきたのは、大阪府内で内科・循環器科のA医院を開業するA院長だった。A院長と私は古くからの知り合いで、温和な人柄で面倒見がいいという印象を持っている。そのA院長がキレたというのだから、よほどのことがあったのだろう。私は話を詳しく聞くことにした。

患者は61歳の男性X。60歳で定年を迎え、現在は働いておらず、妻と2人で生活している。A医院には7年前から通院しており、当初は年に1、2回、インフルエンザワクチンの接種などで来院する程度だったが、定年を迎えた後、週3、4回と頻繁にやって来るようになった。Xは血圧が高めだったが、それ以外は病気と言えるようなものは見当たらなかった。来院のたびに、薬の飲み方や採血検査の結果の見方、血圧計の測り方など、一つひとつの意味を細かく聞いてくるようになった。自分でも本やインターネットで調べているようで、「では数字がこうだった場合は？」「こういうふうに測ったら、なぜだめなのか？」「その理由は？」などと、院長や職員を質問攻めにした。Xは自分が書きとめた「資料ノート」数冊をA医院に持参し、自分がいかに勉強しているかを院長や職員に見せびらかして自慢していた。もちろん勉強熱心なのはいいことではあるのだが、質問の仕方が偉そうで、人に「教えを乞う」という態度ではなかったという。

10日ほど前のこと。XはA医院での血圧測定の方法についてたくさん質問した後で、ケチをつけ始めた。同院では薄手の服の上からマンシェットを巻いて測ることがあるのだが、それを取り上げ、鬼の首を取ったように「あんたは循環器のドクターなのに、その測り方はおかしい。ほんとに医者なのか」とA院長を罵倒したという。

普段は温和な院長も、この暴言にはさすがにカチンと来た。「測定方法は間違っていないし、そもそもここはあなたに医学の講義をするところではない。ほかの患者さんが待っているのでお引き取りいただきたい」と告げた。Xはむっとした顔をして診察室を出ると、ぶつぶつ不満を言いながら帰っていったそうだ。

A院長を驚かせる出来事が起きたのは、その3日後だった。

保健所から電話があり、「Xさんから『A医院で診療拒否にあった』と問い合わせが来ている。その件について聞き取りをさせていただきたいので、そちらにうかがいたい」と言われた。後でわかったことだが、Xは保健所だけでなく、大阪府庁や厚生労働省にまで、「自分はA医院で診療拒否にあっている」と説明した文書をファクスで送りつけていたようだ。そこには、こう記されていた。

「私はA院長に何度も面談を申し入れたが、聞き入れられなかった。結果としてA院長は、患者の私との面談拒否を繰り返している。今般の出来事に関し、A院長は医師としてのモラルに欠けており、言動にも問題がある。なおA院長は明らかに、医療法、医師法に抵触している恐れがある」

A院長は保健所から連絡を受けて不安になり、私に相談を持ちかけてきた、というのが大まかな経緯だ。

尾内流解決術

「高プライド、小心者」は警察に弱い

A院長から話を聞いて、こうした患者は意外に多いのではないかと思った。いまは、ちょっとネットで検索すれば、その質の善し悪しは別にして、医学情報は山のようにある。テレビでも相変わらず、病気の治療を扱った番組をよく見かける。一般の人が病気に関心を持つのはいいことだと思うが、それは正しい知識をきちんと身につけてくれた場合に限る。テレビ番組などは、視聴者にわかりやすくするため話を単純化しており、誤解を招きやすいつくりになっていることも少なくない。

Xも、退職後の暇な時間を使って得た「にわか知識」をもとに、医師や看護師の知識を試すような質問を繰り返していたようだ。そして、自分のにわか知識と異なる答えが返ってきたり、違う光景を見つけたりすると、医師や職員を質問攻めにした末に、「それは間違っている」と言って、自己満足に浸っていたのかもしれない。

週に何度もやって来て、毎回こんなことをされたのでは、誰だって頭にくる。しかも、保健所や厚労省にまで通報するという悪質さ。こうした悪意のある患者を、通常の患者と同様に、寛大に扱う必要は全くない。対応の方針は決まった。私は次のようにアドバイスをした。

まず、保健所への対応だが、ありのままを話せば全く問題ない。実際に、診療を拒否したことは一度もないし、これまでの経過は、カルテを見ればわかる。むしろ、精一杯対応してきたのに暴言を浴びたわけだから、被害者はＡ診療所のほうだ。血圧の測定法に関しても、薄手の服の上からマンシェットを巻いて測っても許容範囲内の数値が得られることは、医師なら誰でも知っている。Ｘの言い分は間違っているし、Ａ院長への暴言は許されるべきではない。

私の経験から言えば、ハードクレーマーにはいくつかのタイプがあるが、Ａ院長からの話を聞く限り、Ｘは「プライドが高いが、実は小心者」ではないかと確信した。そこで、次回受診までに一度警察に相談し、相談した事実を、来院時にさらっと告げてみたらどうか。警察に相談する際は、事前にこれまでの経緯をＡ４用紙１、２枚程度にまとめて持参するといいだろう。そこで必要な助言を受けてほしい。出向くだけで、気が落ち着くというものだ。

院長は私のアドバイスを受け入れ、実行すると約束してくれた。その後、保健所の担当者が話を聞きに来たが、カルテに沿って経緯を細かく説明すると、担当者は「それは、大変でしたね」と逆に同情して帰ったそうだ。警察にも相談に行き、「あまりにしつこいようでしたら、ためらわず通報してください。すぐ駆けつけます」と言われ、心強く思ったそうだ。そして、来院したＸに「あなたの暴言によってスタッフ全員が傷つき、業務にも支障が出ている。言動を改めていただきたい」と言い、「今回のことは、警察にも相談している」と一言つけ加えたところ、Ｘはぎょっとした表情を見せ、急におとなしくなったという。Ｘはそれ以降、Ａ

医院に姿を現さなくなった。

トラブルの教訓
「性善説対応」だけでは通用しない

A院長がXへの対応で不安に感じていたのは、「応召義務」についてだった。応召義務を拡大解釈して、患者のどんな要求にもできるだけ応じ、説明を尽くさなければならないと思っている「性善説」の医師や職員はたくさんいる。しかし、自分勝手で理不尽な要求を振りかざす者は、もはや「普通の患者」ではない、というのが私の考え方だ。もっと言えば、そうした患者には診療拒否し、別の医院を紹介するのが、お互いにとってよいことだと思っている。

悪意のある患者に対して、「相手は病気を抱えている患者だから」という同情は一切必要ない。何度も繰り返すが、理不尽な要求(このケースでは、Xの趣味的な質問にとことんつき合うこと)は断固跳ね返すという姿勢で臨まないと、相手はどんどんつけ上がり、要求もエスカレートしていくだろう。患者トラブル対応は「性善説」だけでは全く通用しない、むしろ逆効果になる恐れがあるのでくれぐれも注意が必要だ。

SBARで紐解くトラブルの構造

S 状況（Situation）

院長や看護師を質問攻めにし、あら探しをしたうえ罵倒する患者に対して、ついに院長の堪忍袋の緒が切れた。「ここはあなたに講義するところではない」と言い返したところ、患者は保健所や大阪府、厚生労働省に「診療拒否をされた」とファクスを送った。

B 背景（Background）

患者は退職後の暇な時間を使って得た「にわか知識」をもとに、医師や看護師の知識を試す質問を繰り返していた。自分のにわか知識と異なる答えが返ってくると、医師や職員を質問攻めにした末に、「それは間違っている」と言って、自己満足に浸っていた。

A 分析・仮説（Assessment）

医師や看護師への暴言は許されるべきことではなく、性善説で対応してはいけない。院長の話から、患者は「プライドが高いが、実は小心者」ではないかと確信した。こうしたタイプは、権力に弱い。

R 対策（Recommendation）

患者との信頼関係は崩れており、危機管理対応で臨む。患者が次に来院したら、暴言によってスタッフ全員が傷つき、業務にも支障が出ていると伝え、警察にもすでに相談していることをつけ加える。

職員を「洗脳」する問題患者、そのあくどい手口とは？

患者トラブル対策を引き受けます、と言ってコンサルタントとして他業界から参入してくる人たちが結構いる。例えば、飲食業界や流通業界などは、顧客とダイレクトに接しているので、クレームも多いのだろう。これらの業界でクレーム対応の経験を積んだ方たちが、医療業界にも入ってきている。

その一方で、参入したものの、医療業界の慣習などにうまく対応できないケースもよくあるようだ。診療行為、保険制度、応召義務、患者家族との関係、医局制度、多職種の職場など、医療のトラブルの周辺には他の産業にはない独特で複雑な世界が広がっていて、他の産業で得られたノウハウの応用が利きにくい面が大いにある、と私は思う。

次に紹介するトラブルの相談者は、一般企業での顧客対応の実績が買われ、病院の事務長に転職したという経歴の持ち主だ。ところが就任早々、非常に手ごわい患者に遭遇。自らの経験がトラブル解決の役に立たず、うつ病寸前まで追い詰められたというケースである。

5 トラブルの概要

病室に女性を連れ込んだり、無断外泊も日常茶飯事

「数カ月前から病院の事務長をしていますが、いまとても困っているんです。公立病院からリハビリ目的で転院してきた入院患者が大変な問題患者で、もうやりたい放題やられています。他の業界で顧客のクレーム対応をした経験はあるんですが、こんなものすごいタイプには会ったことがなくて……」

電話の主は、A病院のB事務長だった。B事務長は一般企業での経営管理の手腕が買われ、A院長に熱心に誘われて事務長に就任したとのことだ。確かに、病院には医療の専門家はいても、経営の専門家はめったにいない。

医療機関を取り巻く経営環境は年を追うごとに厳しさを増しており、異業種などから人材を招聘して経営を強化し、競争に勝ち残ろうとする病院が多くなっている。しかし、他の業界での経験が医療界でどの程度通じるかは、その人の適性や業務の内容によって大きく左右されると私は思う。特に、患者トラブルにおいては、一般企業におけるクレーム対応とは難易度が違う。消費者対応のプロであっても、病院に巣くう問題患者をすぐに退治できるほど、この世界は生易しいものではない。

それにしても、Ｂ事務長を悩ます問題患者とはどんな人物で、どんなトラブルを引き起こしているのだろうか。私は興味をそそられ、詳しく話を聞くことにした。

患者は51歳男性のＸ。妻と娘2人がおり、第一種一級（移動機能障害）の身体障害者で生活保護を受給している。約半年前、近隣の公立病院からリハビリ目的でＡ病院に転院。入院後1週間もたたないうちに、あれこれと病院に注文をつけ、好き放題の行動をとるようになったという。

例えば、院内を車いすで動き回り、病院の裏口付近でしばしば喫煙する。自分一人では移動できないので、職員や警備員を呼びつけ、あっちへ連れていけ、次はこっちと言いたい放題らしい。入院1カ月後、女性の面会者があり、カーテンで仕切られたベッドでＸとその女性が上半身裸で抱き合っていたという目撃情報が職員や患者から寄せられた。この時は、Ｂ事務長がＸに対して厳重注意し、同じことを繰り返さないように誓約書を書かせた。

しかし、Ｘが態度を改めることはなかった。さらに翌月から、無断外泊も始まった。Ｂ事務長が注意したところ、しばらくして保健所からＡ病院に電話がかかってきた。「そちらの患者Ｘさんから『この病院は外泊をさせてくれないし、外泊禁止の理由も明確にしない』との通報がありました。詳しい事情はわかりませんが、Ｘさんとちゃんと話し合うようにしてください」と注意を受けたという。

実はその頃、もう一つ、Ｂ事務長を落胆させる出来事があった。Ｘの自宅は近隣のＹ市の市営住宅の3階にあり、階段の上り下りが困難なため、同じ住宅の1階に転居することで、Y市と話を進めていた。この話が決まればA病院を退院させる手はずだった。しかし、Y市の生活保護担当者より病院に電話があり、「1階がほかの入居者で埋まってしまい、すぐに転居することが難しくなった。もう少し入院させてやってもらえないか」とお願いされてしまったのだ。

A院長もB事務長もXの素行の悪さにはほとほと手を焼いていたので、「何とか転居させられないか」と食い下がったが、「空きがないので難しい」との答えは変わらなかった。おそらくA院長もB事務長も、あとほんの少し我慢すればXがいなくなってくれると思っていたので、この知らせを聞いてさぞかし落胆したことだろう。

その後も、Xがしばしば無断外泊をするので、A院長とB事務長はXに「病院のルールを守れないなら退院してほしい」と告げたが、全く聞き入れてもらえなかった。

さらに誤算だったのは、Xが一部の職員を味方につけたことだった。ここまで好き放題に振る舞っていても、ケースワーカーの一部から「多少わがままでも、退院を命じるなんてかわいそうだ」という声が出てきたのだ。

身内からも非難の矢が飛んでくるようになったB事務長は、切羽詰まって私に電話をかけてきたという。電話での声は、かなりくたびれていて、精神的に追い詰められている様子がひしひしと伝わってきた。

尾内流解決術

情報共有を徹底し、職員の団結を図る

トラブルに立ち向かおうとしているB事務長だが、身内から足を引っ張られては、たまったものではない。そこで第一のアドバイスは、病院の職員たちが一枚岩になって団結することだ。現状では、Xをかばおうとしているケースワーカーたちとコミュニケーションがうまく取れていない可能性がある。おそらく、B事務長はこうしたケースワーカーたちを患者X派と見なして、距離を置いていたのではないか。それこそXの巧みな分断戦略であり、まんまとハマりつつあった可能性がある。

そこで第一に、ケースワーカーたちを集め、これまでのXの身勝手な言動を包み隠さず話す。Xと直に接している看護職員や事務員に大きな負担がかかっていることを丁寧に説明し、これから取る対策への理解と協力を求める。

第二に、患者Xの素行の悪さが尋常ではないことをあらためて認識すること。これまで病院を転々として、同じようなトラブルを何度も繰り返しているはずだ。その過程で、さまざまな悪知恵を身につけ、何度も病院側が泣き寝入りをしたに違いない。それがXをここまで増長させる原因になっているのではないか。とりあえず紹介元の公立病院に連絡を入れ、Xが

入院中に何かしでかしていないか率直に尋ねてみたらいい。何か必ず出てくるはずだ。そのことも、Xをかばおうとしているケースワーカーたちにきちんと伝える必要がある。

第三に、職員の人のよさにつけ込み手玉に取るような悪質なやり方をする人間には、相応の方法で対処すべきだ。Xが入院直後、ベッドで女性面会者と抱き合っているところを目撃された件については、当然ながらXの家族には知らせていない。Xは自分の家族にはいい顔を見せている。この事実をXとの交渉カードに使うのである。

もちろん、露骨にやるのではなく、「病院のルールを守っていただけず、とても残念です。一度、家族の方々にも来ていただいて、誓約書の件を含めこれまで起きたことを詳しく説明したうえで、今後どうしていくか話し合うしかないと考えています」と伝えてみてはどうか。遠回しに、「退院しないとあのことを家族に言いますよ」とほのめかすわけだ。もちろん、私だって、できることなら人を脅すような手は使いたくない。ただ、Xのような狡猾で悪意のある問題患者には、それくらいの対応をしても許されるだろう。

第四に、市営住宅の3階から1階にXが転居しようとしている件で、再度Y市に電話をかけ、何とかならないか交渉してみること。

以上の4点をアドバイスし、精神的に追い詰められていたB事務長に「大丈夫、きっと解決できますよ」と声をかけて励ました。

アドバイスと励ましが功を奏したのか、B事務長はその後、精力的に動いた。まずは、ケースワーカーや他の職員と時間を見つけては会って話し、協力者を増やしていった。B事務長は自分がそれまで現場の人間に事情を詳しく説明せず、強引に事を進めようとしていたことに気づき、大いに反省したという。その後、Xの「退院」の期限を2カ月先と決め、引き続き根回しを繰り返しながら、公立病院に対するXのトラブルのヒアリング、Y市との市営住宅の交渉をこなし、アドバイス通りにXへの退院勧告も行った。

その結果、電話相談からほぼ1カ月でXが退院することになった。Y市の担当者もB事務長の熱意に根負けしたのか、退院期日前に転居先を確保すると連絡してきたそうだ。

電話で状況報告をしてきたB事務長から、「正直、うつ病になる一歩手前でした。本当にありがとうございました」とお礼の言葉をいただくことができた。

トラブルの教訓

問題患者対策でもカンファレンスが必要

この事例でのポイントは、病院運営に不満を持つ一部の職員を患者Xが味方につけていた点だ。医療関係者は優しすぎるゆえに、相手が詐欺師のような人間でも信じてしまいがちだ。もっと端的に言えば、だまされやすい人たちと言える。

さらに後でわかったことだが、今回の場合、一般企業で「クレームは宝」と信じて顧客対応に当たってきたＢ事務長が、「どんな患者にも誠意を持って対応する」という患者至上主義の立場で研修を繰り返してきたことも、問題をこじれさせた一因になっていたようだ。悪質な患者を一般の患者と区別せずに一律に対応していると、運悪く問題患者に出会った時に、無防備になってしまう。

問題患者に対して同情は禁物だ。少しでも甘い態度を見せたら最後、自分が居たいだけ居座り続け、医療機関は計り知れないほどのダメージを受け続けることになるだろう。

この事例のように、病院側の結束を分断させるような戦術を繰り出してくる問題患者は特に要注意だ。病院というのは、多数の専門職種の人たちが働いており、多忙であることも手伝って、職種間で情報が分断されていることもしばしばある。Ｘの行動を見ていると、多職種だから結束を保ちにくいという特性をあたかも知っているかのような振る舞いだった。

手術前には、関係者が全員集まってカンファレンスを行うが、問題患者への対応に関しても、関係者全員で顔を合わせて情報を共有し、一つの目標に向かって進んでいくような仕組みが必要なのではないだろうか。組織のコミュニケーション不足は、問題患者につけ入る隙を与えてしまうので、くれぐれも用心していただきたい。

SBARで紐解くトラブルの構造

S 状況（Situation）

51歳の男性患者が、病室に女性を連れ込んだり、喫煙したり、無断外泊したりとやりたい放題。無断外泊を注意すると、保健所に「この病院は患者に外泊を認めない」と通報するなど、扱いに手を焼いている。

B 背景（Background）

事務長はこの患者を退院させようとしていたが、ケースワーカーなど職員の一部からは、「追い出すのはかわいそう」という声が上がっていた。事務長は身内からも足を引っ張られていた。

A 分析・仮説（Assessment）

患者は病院を転々とし、トラブルを何度も繰り返し、その過程でさまざまな悪知恵を身につけており、病院側は何度も泣き寝入りさせられてきた可能性がある。

R 対策（Recommendation）

院内で時間をかけて情報共有を図り、患者に対する認識を統一する。そのうえで、患者に対して、患者の家族を呼んで「これまで起きたことを詳しく説明したうえで、今後について話し合いたい」と申し入れる。退院先の住宅確保についても、引き続き市に働きかける。

実例で学ぶトラブル解決術 26

要注意！ 他人のトラブルをネタに脅すクレーマー

これまで数千件の患者トラブルを経験してきて、「こういう条件やシチュエーションがそろうと、トラブルになりやすい」という典型的なパターンがいくつかある。その一つを次に紹介しよう。

私のところに持ち込まれる相談の中で、患者の知人や遠い親戚、内縁関係にある人物などが、「患者の代理人」と称して病医院に乗り込んでくる場合がしばしばある。このパターンは要注意だ。対処法を知らないと非常にこじれやすい。

相談に乗っていて残念に感じるのは、医療機関側がこうした第三者を門前払いにするのではなく、受け入れてしまっているケースが非常に多いことだ。

冷静に考えれば、こじれるのは当たり前かもしれない。なぜなら、「患者の代理人」と称する人物は、患者に代わって医療機関から、なにがしかの要求を勝ち取ろうとしゃしゃり出てきた可能性が高いからだ。登場した第三者が単なるお節介な人物であればまだしも、患者が遭遇したトラブルを医療機関から金銭を巻き上げる「ネタ」と捉える悪意のある人物だった場合には、対応する側が浮き足立っていると足をすくわれる。

トラブルの概要

経験不足の看護師が穿刺でトラブルに

「一方的に、『今度来た時にきっちり話をつけるからな！』と言われてしまいました。その患者が今日の午後、来院することになっています。一昨日来院した際も大声を出して、ほかの患者や職員がおびえています。どう対応したらいいのでしょうか」

関西で透析クリニックを経営しているA院長からの電話だった。朝9時すぎだったから、よほど切迫しているのだろう。

透析を行う医療機関には、他科の病医院に比べて対応が難しい患者が多く集まってくるように感じる。これまで私のところには、透析医療機関から相当数のトラブルの相談が寄せられてきた。だから、複雑な社会的背景を持つ透析患者への対処にも割と慣れているつもりだ。きっとこれまでの事例と似た部分があると考え、まずA院長の話をじっくり聞いてみることにした。ところがよく聞いてみると、院長に脅迫的な言葉を投げつけたのは、患者自身ではなかった。患者は、60歳すぎの女性B子で、少し前から透析導入になったという。一昨日、シャントに問題がないかエコーで検査したうえで透析に入った。血流量が低下していると、シャントが閉塞する可能性もあるからだ。

しかし、担当したのが入職してまだ日の浅い看護師だったため、うまく穿刺ができず何度もやり直したらしい。患者にとって穿刺はかなりの苦痛を伴う。そこでB子は、たまらずA院長を呼んで、強い口調でクレームを言ったそうだ。

この時、いつもB子と一緒に来院しているC男という患者が割り込んできた。B子と内縁関係にあるわけではないようだが、なぜか代理人を気取ってクリニック側を責めたててきた。「ちゃんと対応しないとあちこちで言いふらすぞ！」「こういう場合はお金で解決するのが普通だ！」などと、脅迫めいた言葉も口にしたそうだ。B子は、横で黙って聞いていたという。

話としては単純だし、対応も難しくないように思えた。透析医療機関での穿刺の際の苦痛とそれをめぐるトラブルの場合、患者の側に正当性があるとは言い切れない。いや、そう考えてはだめだと私は思っている。

なぜなら、二つの可能性を念頭に置いて、検討する必要があるからだ。一つは、患者が言うように、担当した看護師の経験が足りず、穿刺技術に問題がある場合。もう一つは、患者が穿刺の難しい血管を持っている場合だ。実は看護師の経験不足だけでは案外トラブルにはならず、両方の条件が重なった時、トラブルが起きやすくなる。私は透析の穿刺に関連する患者トラブルに遭遇した場合、これらの点をまず確認することにしている。

そこでこの二つの点をA院長に確認した。案の定、B子は、穿刺が困難な患者だった。もちろん、トレーニングを積んだ看護師が行えばトラブル発生を防げたかもしれないが、いまそれを言っても始まらない。

尾内流解決術

交渉相手を患者1人にする

私は、過去の透析関連の患者トラブルを思い起こしつつ、次の3点を助言した。

第一に、B子ときちんと話ができる環境をつくること。今日の午後、C男が一緒に来た場合には、前面にしゃしゃり出て話をかき回すだろう。こういった人物とは話し合う義務がないことをはっきり告げ、同席を断るのが鉄則だ。仮に明らかな医療過誤が認められる事例でも、弁護士でもないC男のような第三者が医療機関に損害賠償を口にしたりすることはできない。

第二に、C男が口にした脅し文句のほとんどはハッタリだということ。私の経験上、患者本人に冷静に事情を説明していけば、たいていは解決できる。

第三に、B子にきちんと謝罪すること。その際、弁解と受け取られないような形で、先に述べた「二つの可能性」をちゃんと説明し、B子自身が穿刺の難しい患者であることもわかってもらう。そして看護師の穿刺技術向上のため、この先、研修を充実させていくつもりであることを伝える。さらに、技術がやや劣る看護師でもうまく穿刺できるように、血管穿刺用エコーなどの導入を検討していることも話してみる。「謝罪は、改善策も盛り込んで行うべき」が私の持論だ。

私のアドバイスを聞いたA院長は、B子とC男が来る前から、かなり気合いを入れて心の準備をしたそうだ。そしてその勢いのまま、2人に相対したという。

2人が帰ってすぐ、A院長は私に電話をしてきた。B子に対し、C男には同席する資格がないことをきっぱり告げたという。B子もそれを受け入れ、C男に「外で待っているように」と伝えると、C男は渋々だったが承諾したそうだ。

そして、B子はA院長の誠実な謝罪を受け入れた。その後もC男はB子と一緒に来院しているが、いまのところ問題となるような行動は起こしていないという。

トラブルの教訓

「第三者は蚊帳の外へ」を徹底させる

トラブルの経緯を読んでもうおわかりだと思うが、第三者がしゃしゃり出てくるケースでは、第三者を交渉の場から外すことができた時点で、トラブルの半分以上は解決したと思っていい。

繰り返し言うが、医療機関の基本姿勢は「第三者とは交渉しない」こと。患者本人が未成年や高齢者、あるいは移動などが困難だったりする時には、受け入れざるを得ない場合もある。しかし、そうした例外を除き、トラブル解決の大原則は患者本人と交渉することだ。交渉の間に第三者が入ると、当事者である患者とコミュニケーションをとる際にそこでバイアスがかかってしまい、患者本人の意向がねじ曲げられる恐れもある。

こうした事例での対応のポイントは、第三者に「あなたと交渉するつもりはない」と言えるかどうかにかかっているので、勇気を持って臨んでほしい。

「患者の代理人」を名乗る人物と話をすると、はじめは患者のことを心配しているように見えるが、狙いは別のところにあるかもしれないと思って対応したほうがいい。狙いは、ズバリ「お金」だ。ただし、第三者は多くの場合、自分からお金のことは口に出さない。切り出すと恐喝罪になる恐れがあることなどを十分承知しているので、しばらくは「誠意を示せ」と言い続ける。誠意を持って説明を繰り返し続けていると、相手は次第にその本性を現すことが多い。しかし、説明を一生懸命に続けていても、時間が無駄に過ぎるだけで解決には至りにくい。

そもそも、患者本人の代理人として、第三者が報酬を得る目的で医療機関に金銭を要求すれば、弁護士法違反となる。明らかに医療過誤がある場合でも、そういった人物が損害賠償を請求することはできない。できるのは患者本人か弁護士に限られるということを、押さえておく必要がある。第三者が乗り込んできて、クレームを言いつつお金の話をにおわせてきたら、毅然とした態度で「弁護士資格をお持ちでしょうか」と問い返していただきたい。

SBARで紐解くトラブルの構造

S 状況（Situation）

透析の穿刺を、経験の浅い看護師が担当した。うまく穿刺ができず何度もやり直したところ、患者は院長を呼び出し、強い口調でクレームを言った。そこに、患者といつも一緒に来院している男が割り込んできて、院長に脅迫めいた言葉を口にした。

B 背景（Background）

担当看護師の経験が足りず穿刺技術に問題がある、患者が穿刺の難しい血管を持っている、という二つの条件が重なった時、穿刺トラブルが起きやすくなる。

A 分析・仮説（Assessment）

患者に苦痛を与えたのは事実なので謝罪は必要だが、患者自身にも原因の一部があることをわかってもらうことで、患者の怒りは鎮まる可能性がある。重要なのは、第三者の介入を防ぐことだ。

R 対策（Recommendation）

患者にきちんと謝罪する。その際、自分が穿刺の難しい患者であることもわかってもらう。看護師の穿刺技術向上のため、研修を充実させることをつけ加える。つき添いの男には同席する資格がないことをはっきり伝える。

実例で学ぶトラブル解決術 27

誠意が通じない！ 職員を困らせて喜ぶ難敵クレーマー

患者は病気を患い、つらい状況にある。だから、少々わがままな振る舞いがあっても、それは病気のせいかもしれないし、自分たちが我慢するしかない——。こう考えている医療機関の関係者は多い。いわば「性善説」に立った考え方であり、古きよき時代にはそれでよかったのかもしれない。

現在においても、患者の大半を占める善良な方々に対しては、「性善説」で接していくべきだろう。しかし、すべての患者にこの考え方を適用するのは誤りだと私は思う。迷惑行為を繰り返す患者たちに対して、「性善説」による対応は、火に油を注ぐようなものである。組織の長である院長がこのことを認識していないと、全職員が多大な迷惑を被ることになる。次はそんな患者トラブルの事例を紹介する。

5 トラブルの概要

プライベートの欲求不満を医療機関で晴らす患者

「70代後半の患者Xのことで相談があります。その患者は常にイライラしていて、ささいなことにすぐ食ってかかるんです。しかも、何が不満なのかさっぱりわかりません。その患者が来ると職員全員が怖がってしまう。こういう患者にどう対処すればよいのでしょうか」

電話の主は、大阪北部にあるA内科の院長夫人だった。患者XはA院長の父親がこのクリニックを経営していた時代からの患者だという。代替わりしたのは5年ほど前。長年の通院患者であれば、気心も知れているのではと思いきや、このケースではそうではないようだ。

それにしても、事あるごとに職員に難癖をつける患者とは、いったいどんな人間なのだろうか。私は院長夫人に詳しく話を聞いてみることにした。

患者XはA内科の近隣で独り暮らしをしており、風邪や体調不良の際に時々受診している。Xは5年ほど前、心臓疾患があることがわかり、近くの大学病院でバイパス手術を受けた。しかし、術後の経過が思わしくなく、そのせいか神経症気味になり、何度か心療内科を受診している。

Xの受診態度に変化が見え始めたのは3年ほど前から。職員に食ってかかるように文句を言い、聞かれたことに対して職員が一生懸命説明しても、たいていの場合、Xは納得してくれない。あげくの果てに、Xは「わしがちゃんと納得するように説明すべき責任があるんと違うんか」と責めてくる。その様子は、職員が困ることを楽しんでいるかのようだという。

数日前に来院した時、Xはこんなことを口走っていたという。

・自宅のシロアリ駆除を業者に行ってもらったが、そのせいで自分は健康を害したため、業者を相手取って裁判を起こした。その精神的な負担もきつく、体調がさらに悪化した。なのに、A内科ではこのトラブルに関してちゃんと話を聞いてくれない。自分が体調を崩したのはシロアリ駆除のせいだとA内科で証明しろ。

・3年前にA内科を受診した時、肋骨が折れていたのに、骨折していないと言われた。その後、自然に骨がくっついたので痕跡は残っていないが、明らかに誤診だった。A内科は「骨折していないという検査記録が電子カルテに残っている」と言っているが、都合のいいように電子カルテを改ざんしたに違いない。ほかの患者のカルテも改ざんしているんじゃないのか。

職員をつかまえては、個人的な不満や根も葉もない悪口をわめき続ける。こんな話に1時間以上つき合わされた職員も何人かいて、中には「A内科を辞めたい」と周囲に漏らしている者もいるそうだ。

ひどい話である。言いがかりもはなはだしい。しかも、シロアリ駆除のほうの話は、自分が引き起こしたトラブルに、A内科を巻き込もうとしている。

これはあくまで一例で、Xは最近、こんな感じであらゆることに難癖をつけてくるようになったという。しかも、来院するのは決まって受付終了時刻ぎりぎりで、本人の気が済むまで居座っているらしい。退去を促そうとすると、強く反発するので、職員は誰も声をかけられない。本人が立ち去るまでじっと待っているしかないそうだ。

尾内流解決術

問題の元凶は院長の「顧客志向」の姿勢

この手のパターンの問題患者はたいてい、ほかの医療機関でもトラブルを起こしている。そして、複数の病医院を渡り歩き、最終的に居つくのは、彼らにとって居心地のいい、つまり「スタッフが優しくて、何でも受け入れてくれるオアシスのようなところ」である。おそらく、家族から孤立した状態になったことが、医療機関での迷惑行為につながっていると思われるが、原因を突き詰めていっても仕方がない。いま問題なのは、この先どんな対応をするかだ。

肝心のA院長はどのように考えているのか、夫人に聞いてみた。すると意外な答えが返ってきた。「主人は、『この患者を切ることは簡単だが、僕が切ったら、この人は行くところがなくなる』と言っているんです。医者魂というか、そんな熱いところがある人なので、周りにいる私たちはどうしたらいいかわからなくて……」。

この話を聞いて、全体像が見えてきた。問題を起こしているのは患者Xであるが、問題の元凶はA院長の姿勢にもある。「医者魂」を貫くのは結構なことだが、医療機関は院長だけで成り立っているのではない。毎回、この患者の矢面に立っているのは職員たちだ。組織の長としては、こうしたハードクレーマーの被害に遭い続けている職員たちの心身のケアを最優先に考えなければならない。私は、職員を守れない医療機関は患者を守ることもできないと確信している。その覚悟がなければ、厳しい言い方かもしれないが、院長の「医者魂」も単なる独りよがりと大差ない。

そして、もう一つ私が言い続けているのが、優しいだけでは医療は守れないということだ。職員を1時間以上も拘束し、難癖をつけ続けるような人間は、もはや真っ当な患者ではない。こうした問題患者は「跳ね返す」ことを基本方針として対応すべきだ。つまり、「性悪説」で対策を考えていかなければならない。今回の対応における最大のポイントは、A院長の基本姿勢を変えられるかどうかにかかっている。それが変われば、あとは簡単だ。

Xと直接話をして、「あなたのこれまでの振る舞いに全職員が迷惑している。もうあなたを診ることはできない。ご希望があれば他院を紹介する」と通告するだけだ。もし相手が「診療拒否されたと通報するぞ」と言ったら、「当院としては残念ですが、あなたを止めることはできません」と突き放せばいい。院長夫人にはA院長を説得し、診療拒否をしたらどうかとアドバイスをした。

翌日、夫人から連絡があった。A院長はためらっているという。私としてはもどかしかったのだが致し方ない。次善の策として、弁護士立ち会いのもとで、患者Xと会う機会を持つことを提案した。院長の立場も尊重し、院内ルールを守るよう説得する場を設ける。ただし、これは患者Xへのラストチャンスである。Xの態度が変わらなければ診療拒否をするしかない。弁護士を間に入れたほうがいいと思ったのは、A院長の決意が揺らいでしまうことが心配だったからだ。実際に弁護士に頼むかどうかの判断は、A院長夫妻に任せた。

A院長は私のアドバイス通り、弁護士立ち会いのもとで、患者Xと話し合いの機会を持った。そこで院長は「私のことをもっと信用してほしい。ただ、これからはいままでのように、あなた1人だけに時間をかけて対応することはできないし、するつもりもない。もし、いままでと同じようなことを繰り返すのであれば、あなたを診るつもりはない」と伝えたという。

A院長らしい「優しさ（甘さかもしれない）」のこもった最後通告であったが、これが効いたようで、その後、患者Xの問題行動は収まったそうだ。まだ経過観察中というところだが、院長が毅然とした態度を見せたことで、職員たちはひとまず胸をなで下ろしているという。

トラブルの教訓

「悪質患者は別対応」を徹底する

一般企業の「顧客至上主義」の考え方が、医療の世界にも入り込むようになった。この立場に立つと、どんな患者に対しても、「誠実で誠意ある対応が必要」となりやすい。

接遇研修などで「クレームは宝」とよく教えられるが、ハードクレーマーやモンスターペイシェントはその対象外である。クレームも「正当性のあるもの」「ありがたいもの」と「悪質なもの」にちゃんと分けて受け止める必要がある。そして、医療機関は相手によって、「性善説的対応」と「性悪説的対応（危機管理対応）」を使い分けるべきだ。

もっと言うなら、悪質な言動を繰り返すハードクレーマーは、医療機関の「敵」と明確に位置づけ、医療機関の運営に悪影響を及ぼすようなことがあれば、断固として診療拒否を貫く。

こうした方針を院長が持っていることが、トラブルに強い組織になるための大前提だ。

SBARで紐解くトラブルの構造

S 状況（Situation）

問題の患者は70代後半の男性。常にイライラしていて、ささいなことで職員にすぐ食ってかかる。しかも、何が不満なのかがわからない。その患者が来ると職員全員が怖がってしまう。

B 背景（Background）

患者は5年前に大学病院で心臓のバイパス手術を受けたが、術後の経過が思わしくなかった。受診態度に変化が見え始めたのは3年くらい前から。聞かれたことに対して職員が一生懸命説明しても納得せず、「わかるまで説明する責任があるんと違うんか」と責めてくる。

A 分析・仮説（Assessment）

こうした患者は「危機管理対応」に切り替えるのがセオリーだが、意外なことに、院長が抵抗を示していた。職員を守れない医療機関に、患者は守れないことを、院長にわかってもらう必要がある。

R 対策（Recommendation）

まず院長に対し、院長夫人が説得して，考えを変えてもらう。次に、弁護士立ち会いの下で患者と面談し、「あなたのこれまでの振る舞いに全職員が迷惑している。もうあなたを診ることはできない。ご希望があれば他院を紹介する」と通告をする。

実例で学ぶトラブル解決術 28

院長を責めたてる患者の診療を拒否できるか

すでに、精神疾患が疑われる患者のトラブル事例をいくつか見てきた。しかし、ここで紹介するのは、心の病を抱えている患者を専門に診ているクリニックでの事例だ。私は、知り合いの精神科医院の院長から、「時々、われわれでも手に負えない。どう対処すればいいのか教えてほしい」と相談を受けることがある。この相談で登場する患者も、プロが手を焼くほどの難敵なのだろうか。

トラブルの概要

文句を言うのに、なぜか転院したがらない患者

「うちは心療内科なんですが、困った患者がいるんです。『このクリニックにかかってから、症状がどんどん悪化している。責任を取れ！』『医療ミスがあったんじゃないのか』と、私の

治療がひどいと決めつけて、食ってかかってきます。私はあの患者が来るたびに、恐怖を感じます。職員もおびえるようになってきて[illegible]。はっきり言って、もう診たくありません。診療を断っても大丈夫でしょうか」

昼前にかかってきた電話は、大阪の近県でA心療内科クリニックを開業しているA院長からだった。その声は疲れていて、少し思い詰めている感じが伝わってきた。

いずれにしても、もう少し詳しい話を聞く必要がある。患者がAクリニックを初めて受診してから現在に至るまでの経緯と、患者のパーソナルな情報を可能な範囲で教えてほしい、とA院長に伝えた。

問題の患者は35歳の男性X。Aクリニックに通院し始めたのは約半年前からだった。その時、Xはすでに会社を辞めていたが、Aクリニックにかかる直前までは、東京にあるIT機器販売会社の支店に勤務し、営業を担当していた。転勤が多く、この数年は仕事もかなりきつかったようだ。

Xは5年前に結婚したが、半年もたたないうちに離婚。どうやらその頃、仕事が一段ときつくなり、毎晩のように深夜まで残業していたようだ。疲労とストレスが蓄積した結果、うつ症状を自覚するようになり、勤務地に近い東京のC心療内科クリニックに3～4年通院した。ところが、うつ症状は徐々に進行し、会社を休みがちになった。そのうち仕事にも支障を来すようになり、8カ月前、Xは会社を辞めて実家のある大阪近県に戻ってきた。当初は実家近くのBクリニックにかかっていたが、Bクリニックの院長のことを気に入らなかったようで、Aクリニックに通院先を変えた。

Xが通院し始めてしばらくの間、A院長とXの関係はうまくいっていたという。カウンセリング、投薬に加え、気分が落ち込んだ時に自分でできる対処法などをA院長が教えたところ、Xは比較的素直に実践してくれた。極度の「完璧主義」が少し緩和し、本人からも「少しずつよくなっているような気がする」との言葉が聞かれるようになった。Xは、もともと通っていた東京のC心療内科クリニックにも3カ月の1度のペースで通院し、カウンセリングを受けていた。

XとA院長の関係がおかしくなり始めたのは、2カ月前あたりから。XはA院長に、薬のことでいろいろと注文をつけ始めた。「○○はいやだ、△△にしてくれ」とか「□□は効きが悪いので変えてくれ」と頻繁に口を出してくる。また、それまで比較的安定していたうつ症状も、波を打つように時折強く出るようになり、A院長の言葉に対して過敏に反応するようになった。安定していた症状がなぜ悪化したのか、原因はよくわからない。

A院長は、Xを境界性パーソナリティー障害と診断した。その傾向は徐々に強まり、最近では、ささいなことで激昂するようになった。

「以前と言っていることが違うじゃないか！」「何か俺に隠しているだろ！」などと大声で叫んで突然キレ始め、自分のカバンを何度もバンバン叩きつつ大声で怒鳴る、といった行為を来院のたびに繰り返した。A院長の治療に落ち度があったかのように騒ぎ立てるので、A院長もすっかりXを診る気をなくし、他の医療機関に移ってほしいと思うようになった。

明らかに、A院長とXの信頼関係は壊れてしまっているように見える。しかし、Xは「このクリニックで悪くなったんだから、ここで治せ！」と言い張っているという。どういう理由でXがこう言っているのかはA院長にはわからなかったが、「この発言が重荷になっている」とA院長は話す。もうXを診たくないけれども、自院にかかりたいと希望している患者の診療を断ってもいいのか、断ったら応召義務違反になるのではないか。A院長は悩んだ末、私のところに電話をかけてきた、というのがトラブルのおおよそのあらましだ。

尾内流解決術

診療の継続を断り、迷惑行為に終止符

またもや「応召義務」の壁にぶつかり、苦悩する開業医と出くわすことになってしまった。もちろん安易に診療拒否を行うべきではないが、患者が切迫した状態ではなく、近隣にはほかにも医療機関があり、患者から受けている被害が度を越していれば、他の医療機関を紹介したうえで実質的な診療拒否をしても構わない、と私は常々思っている。それを前提に、A院長には次のようにアドバイスをした。

第一に、現状ではもはや信頼関係を修復することは困難であり、他の医療機関を紹介するしかないと考えたA院長の判断は正しい。その線で対処法を考えるべきだ。第二に、Xは「このクリニックで悪くなったんだから、ここで治せ！」と言い張っているようだが、その要求に耳を貸す必要は全くない。A院長が他院への紹介を画策していると察して、それに釘を刺すため、Xはこういう発言をしたとも考えられる。XはA院長に文句を言いたい放題、言っているが、その半面、A院長から見放されることに大きな不安を感じているのかもしれない。だから、嫌な顔をされても通院してくるのだろう。ただ、そのことに同情して、A院長が我慢する必要はない。

なぜなら、第三に、Xの行為は、医療機関の受忍限度を超えているからだ。A院長に暴言を浴びせるだけでなく、カバンをバンバン叩いて周囲にいる職員や患者をおびえさせているうえ、他の患者の診療にも明らかに悪影響が及び始めている。

これら3点から、A院長はXに対して、「私も職員も他の患者さんも、あなたの行為によって大きな迷惑を被っています。あなたとの信頼関係はすでに壊れており、もはや診療を継続することはできません。他院を紹介します」とはっきり伝えたほうがいい。さらに、「今後も当院に来て迷惑行為をするようなら、警察に相談するつもりだ」とつけ加えてみたらどうか、とアドバイスした。A院長は「他院を紹介しても問題ないとわかり、安心しました。早速、Xと話をしてみます」といって、電話を切った。

数日後、A院長は私のアドバイス通りにXと話をした。XはA院長のこれまでにない強い姿勢に驚いたようで、「警察」という言葉も効いたようだった。「他院を紹介する」とA院長が告げると、騒ぐことなく素直に応じてくれたそうだ。

トラブルの教訓
患者の迷惑行為を我慢してはいけない

こういうトラブルは、解決してもあまり後味がよくない。私がトラブル相談で目指している「解決」とは、相談者に降りかかってきたトラブルを取り除いてあげることである。本当の意味での解決とは、X自身が改心して、迷惑行為をやめるようになることだろうが、そこまで踏み込むのは、私にもA院長にも正直荷が重すぎる。少し無責任な言い方になってしまうが、A院長が紹介した医療機関で、Xの治療が順調に進むことを願うばかりだ。

境界性パーソナリティー障害を抱える患者は、心の問題を専門とする医療機関でも、対応に苦慮することがある。ましてや他科の医療機関では、大混乱となるケースも少なくない。現状で医療機関の対策として、あまり有効なものは思い浮かばないが、まずそういったトラブルが起こっているという実態を知ること、境界性パーソナリティー障害とは何かを理解し、基本的な対処法を学ぶこと、手に負えないと少しでも感じたら専門医療機関の受診を勧めること、などが考えられる。

一番避けなければならないのは、「迷惑行為は病気がさせていることなので仕方がない」と考え、ずるずると診療を続けることだ。なぜなら、その悪影響は医療機関全体に及ぶ可能性があるからだ。医師だけでなく、看護師も職員も疲弊し、提供する医療やサービスの質も低下しかねない。そうした事態は絶対に避けなければならない。

SBARで紐解くトラブルの構造

S 状況（Situation）

患者は境界性パーソナリティー障害を抱える35歳の男性。2カ月前から院長に、薬のことでいろいろと注文をつけ始め、以降、ささいなことで激昂。院長や職員をおびえさせた。

B 背景（Background）

通院開始後、しばらくの間、関係は良好だった。カウンセリング、投薬に加え、気分が落ち込んだ時に自分で実践できる対処法を教えたところ、本人から「少しずつよくなっている」との言葉が聞かれた。

A 分析・仮説（Assessment）

院長と患者の信頼関係は壊れてしまっている。患者は「このクリニックで悪くなったんだから、ここで治せ!」と言い張っているが、患者の迷惑行為は徐々にエスカレートしており、言動をあらためない限り、診療の継続が難しいのは明らかだ。

R 対策（Recommendation）

患者の言動に、院長を含むスタッフ全員が大きな迷惑を被っていることを伝え、信頼関係はすでに壊れており、診療は継続できないと告げる。さらに、「今後も当院に来て迷惑行為をするようなら、警察に相談するつもりだ」とつけ加える。

身勝手な要求を通したい患者が繰り出した「奥の手」

これも精神疾患が疑われる患者のケースである。これまで述べてきたように、最近、こうした患者にまつわるトラブルの相談が激増していると言っていい。一般の患者のクレーム対応と同じように傾聴の姿勢で対応していると、どんどん泥沼にはまり、解決が遠のいてしまうので注意が必要だ。

トラブルの概要

「手首を切る」と医師を脅し、薬を欲しがる

「私はある皮膚科クリニックに週1回、代診に行っているのですが、そこで遭遇した女性患者のことで悩んでいます。患者は、リストカットの治療のため2カ月ほど前から来院しているのですが、鎮痛薬をやたらと欲しがるのです。当初は手首の傷口の痛みを取るため処方したので

すが、それ以降も何度も薬を欲しがるので、最近になって『もう、鎮痛薬の処方はできない』と断ったんです。そうしたら、『薬を出さないのなら、またリストカットするよ。それでもいいの』とその患者から脅されて……。いったいどのように対応したらいいのでしょうか」

電話をかけてきたのは、大阪市内で皮膚科を開業しているA院長だった。A院長は、自分のクリニックでの診療以外に、別のクリニックでも週1回、患者を診ているという。ここまでの話からは、薬物依存に陥っている患者のように見受けられるが、実のところはどうなのか。詳しく話を聞いてみることにした。

患者Xは30代前半の女性で、小学1年生の子どもが1人いる。生活保護受給者で「精神障害者3級」と自分で言っていたというが、A院長が精神障害者保健福祉手帳を確認したわけではない。また、X自身の話からは、リストカットは今回が初めてではなさそうだという。Xが処方を求めてきたのは鎮痛薬の坐薬だった。最初のうちは必要量を処方していたA院長だったが、次第にXが薬欲しさに通院しているのではないかと疑うようになり、やがてその疑いは確信に変わっていった。

そこで数日前、Xの受診時に「うちではこれ以上、鎮痛薬を出せない」と告げると、Xは「どうして出せないんですか」などと抵抗を見せ、「実費を払うから、薬を分けてくれませんか」と懇願してきたという。もちろん、そんな話に応じるわけにはいかない。そして、少し押し問答があった後に、「もう処方箋は出しません。これが結論です」とA院長がはっきり伝えると、Xは態度を翻し、開き直ったように治療中の手首の傷を見せながら、「またリストカットするよ」と半ば脅迫してきたのだ。

その時は、A院長が「出しません」と押し通したのでXは諦めて帰っていったが、3日後にまた来院することになっている。自分の対応はこれでよかったのかどうか、あとで心配になり、私に電話してきたのだという。

尾内流解決術

過敏な反応は禁物、患者の要求を冷静に退ける

リストカットは一般的に、「死の手段」というより、「自己認識の手段」という側面が強いと言われている。境界性パーソナリティー障害、統合失調症、解離性同一性障害などの精神疾患を背景とすることも多い。精神疾患を抱える患者であれば、その治療を行わなければならない。私は医師ではないので、Xに精神疾患があるかどうか判断することはできないが、過去の相談経験から、精神疾患（例えば境界性パーソナリティー障害など）を抱えている可能性が高いことを前提に対応すべきと思い、以下のような助言を行った。

第一に、処方箋を出さないという姿勢を最後まで押し通すことが大事だ。A院長の対応は基本的には間違っていない。A院長がおろおろし、困った態度を見せれば見せるほど、Xに

とっての「リストカットの価値」は高まっていき、場合によっては、Xの自傷行為を強化する結果にもなりかねない。リストカットという言葉に敏感に反応せず、むしろ無関心を装ったほうがいいかもしれない。薬をもらえないことに対し、Xがさらに抵抗するようであれば、「これ以上の診療の継続は難しいので、他院を紹介する」と伝えても構わない。

第二に、Xの背景をもう少しよく知る必要がある。それまでの病歴、治療歴を知るため、区の生活保護の窓口（保健福祉課など）などに問い合わせてみるべきだ。本人の「精神障害者3級」という発言から、精神科病院でも治療経験があるはずである。もし、過去の通院先がわかれば、そこへの再度の受診を働きかける。仮にわからなくても、「精神疾患の治療を受けられるところを紹介するので、治療を受けてはどうか」と勧めてみるべきだ。

第三に、Xへの今後の対処法について、代診先の院長と合意を得ておく。

以上の3点を思いつくまま伝えた。A院長は代診先の院長との合意のうえで、私のアドバイスを早速実行に移したそうだ。相談から10日後、A院長から結果報告の電話があった。

まず、区の担当部署に連絡したところ、Xは同じような騒ぎをいくつかの医療機関で起こしていたようだった。しかし残念ながら、Xが通院していた精神科の医療機関を見つけることはできなかった。Xは現在も来院を続けており、相変わらず「薬を出してほしい」と言ってくるが、A院長が冷静かつ毅然と「当院では薬は出せません」と告げると、以前ほど抵抗しなくなったという。ただし、精神科の受診を勧めてみたものの、本人にはその気がないようで、精神科の医療機関を紹介するところまではいっていない。

トラブルの教訓

根本的解決は難しいのが実情

今後、このケースがどういう展開をたどるか予断を許さないが、短期的対応としては、A院長の望む方向に進み出したように思う。もちろん、Xが抱えていると予想される精神疾患が寛解に向かわない限り、根本的に解決したとは言えない。

しかし、精神科の受診を勧めても本人から断られた場合、医療機関がそれ以上の手立てを講じることには、残念ながら限界があると思う。Xのような患者が来院する以上、できることをするしかない。A院長は「引き続きXに精神科の受診を勧めてみる」と言ってくれた。

SBARで紐解くトラブルの構造

S 状況(Situation)

患者は、リストカットの治療のため2カ月ほど前から来院。鎮痛薬をやたらと欲しがる。「もう鎮痛薬は処方できない」と断ると「薬を出さないのなら、またリストカットする」と患者から脅された。

B 背景(Background)

患者が処方を求めてきたのは鎮痛薬の坐薬だった。最初のうちは必要量を処方していたが、患者が薬欲しさに通院しているのではないかと医師は疑うようになった。患者は「実費を払うから、薬を分けてくれませんか」と懇願してきたが、それを断ると脅してきた。

A 分析・仮説(Assessment)

処方しないという姿勢を最後まで貫くことが大事だ。A院長が困った態度を見せれば見せるほど、Xにとっての「リストカットの価値」は高まり、自傷行為を強化する結果になりかねない。

R 対策(Recommendation)

睡眠薬はこれ以上処方しない。患者が抵抗を示した場合、「診療を継続できないので他院を紹介する」と伝える。また、患者に精神科病院への通院を促す。代診先の院長には事前に対処法について同意を得ておく。

実例で学ぶトラブル解決術 30

診察室に40分も居座り続けた女性患者

「自分の気に入るようにしてくれなかった」という自分勝手な理由で、患者が医師に対して執拗に文句を付けるトラブルも頻繁に起きている。患者は独りよがりの主張を振りかざし、人の話は一切聞かない。そして、自分の主張が通らないとわかると、診療所側への迷惑行為に及ぶ。

ここではそんな事例を紹介する。

トラブルの概要

患者の身勝手な要求にひるんだ人気診療所院長

「先日ひどい目に遭いました。通院患者の一人が『自分の娘のために利尿薬を処方しろ』と言ってきたんです。患者本人を診ずにですよ。そんなことはできるわけがないので断ったところ、『利尿薬をもらうまでは帰らない』と40分も居座られてしまったんです。その患者がまた来院して、同じことを繰り返されたらたまったもんじゃありません。どのように対処すればいいのでしょうか―

相談の電話をかけてきたのは、大阪市内にあるA内科医院のA院長だった。開業から比較的日が浅いA医院だが、評判はいいようで、いつも多くの患者でごった返している。普段は明るくて自信にあふれているA院長だが、こうした困った患者に出会ったのは初めてのようで、声の様子から察すると、かなり疲れているようだった。私は詳しく話を聞くことにした。

問題を起こしているのは、70歳の女性患者X。A医院には、高血圧症で時々通院していた。数日前、「自分ではなく娘のことで相談に乗ってほしい」ということで来院した。

Xの娘は40歳代後半で精神科に通院しているという。最近、体がむくみ、尿も出にくくなり、Xとその娘はある病院の泌尿器科にかかったが、特に異常は見つからなかった。泌尿器科医から、「精神科でちゃんと診てもらったほうがよいのではないか」とアドバイスを受け、2人は紹介されたある大学病院の精神科を受診した。

Xによるとその時、精神科医から「家の近所の内科で、利尿薬でも出してもらったらどうか」と言われたという。その後、自分が通院しているA医院を受診し、娘のために利尿薬をもらおうとした。

A院長は当然、「娘さんを診ていないので薬は出せません」と断った。しかし、Xは「出さないのはおかしい」「大学病院の先生がクリニックで薬をもらえと言った」などと言い返し、少しも引き下がる気配を見せなかった。

A院長は、「診察せずに薬を出すことは、国が認めていない。それが規則なんです」と何度も説明を繰り返したが、Xは「利尿薬をもらうまでは帰りません」「だめなところを何とかするのが医師の仕事でしょう」と自分勝手な主張を展開。A院長は困り果ててしまった。

その後、押し問答は40分にわたって続き、最後にはA院長が「ほかの患者さんがたくさん待っているので、お願いですからお引き取りいただけないでしょうか」と懇願するように告げ、Xは不満そうな表情を浮かべながら、診察室を後にした。

Xは「A院長はこちらの言う通りにしてくれなかった。だからお金は払わない」と受付の事務員に言って、帰っていったという。

A医院は多数の患者が訪れる人気診療所である。Xの居座り行為によって、ほかの患者にも大きな迷惑がかかった。次回のXの通院時に、同じことが繰り返されたらたまらないと思ったA院長は、開業時からの知り合いである私のことを思い出し相談することにした、というのが大まかな経緯だ。

尾内流解決術

すぐに電話連絡して機先を制する

Xは「大学病院の先生がクリニックで薬をもらえと言った」と述べている。おそらく大学病院の医師は、患者の娘がクリニックで診察を受けたうえで、医師が必要と判断すれば利尿薬を処方するだろうと思い、こう話したのではないだろうか。

大学病院の医師にしてみれば、薬の処方には患者の診察が前提となるのは当たり前。だから、あえて詳しく言わなかったわけだが、Xは額面通りに受け止めた可能性がある。そうした誤解があったかもしれないが、A院長が何度も丁寧に説明したにもかかわらず、「薬を出せ」と強硬な姿勢を崩さなかったのは問題だ。

実は、こうした患者への対応はそれほど難しくない。自分の主張だけが正しいと思い込み、他人の話に一切耳を貸さず、迷惑行為に及ぶ患者は、もはや普通の患者ではない。ここまで読んできた読者の方はもうおわかりと思うが、「跳ね返すべき患者（危機管理対応）」として、扱い方を変えていかなければならない。もっとわかりやすく言えば、事実上の診療拒否をしても構わないということだ。

今回のA院長の対応に関して、間違ったところはない。強いてあげれば、もっと早くXを追い返すべきだったことくらいだ。

以上を踏まえ、私はA院長に次のようなアドバイスを送った。

まず、Xの次の来院を待つのではなく、先手を打って、A院長がXに電話で連絡を取り、「当院では、いかなる場合であっても、患者を診ずに薬を処方することはありません。これはルールです。次回、娘さんを連れてくるのであれば診察しますが、連れてこなければ薬も出せません」と冷静かつ毅然と伝えること。

第二に、次回のXの来院時に、前回の診療費の支払いを求めること。仮にXが「払う気はない」という確信犯的な言動を取るのであれば、「当院ではこれ以上、診療できません」と事実上の診療拒否をしても構わない。

私の単純明快なアドバイスを聞いたA院長は、「わかりました。早速実行してみます」と言って、電話を切った。

その翌日、A院長はXに電話をした。まずXは、A院長から電話がかかってきたことに驚いた様子だったという。そして、A院長は毅然とした話しぶりで、私のアドバイス通りに「患者を診ずに薬を処方することはありません」と切り出したところ、Xは「何とか娘を連れていきます」と返答したという。

その後、Xは普通に通院し、未払いの診療費もしっかり支払った。A病院に再び平和が戻った。

トラブルの教訓

「応召義務の呪縛」から抜け出す

A院長と同じように、患者トラブルで迷惑を被った多くの医師が、程度の差こそあれ、本心では「来院お断り」と言いたいが、果たして言ってしまっていいのだろうか、応召義務違反に当たるのではないか、と不安を感じているようだ。本書のあちこちですでに述べたが、私はこれを「応召義務の呪縛」と呼んでいる。そして、多くの医師が、いざトラブルに巻き込まれた時、この呪縛で思考停止状態になってしまう。

私は、医療機関側に重大な落ち度がなく、患者の迷惑行為により医療機関の運営にマイナスの影響が出ているのであれば、他院への紹介を前提にした事実上の診療拒否をしてもよい、という立場を取っている。患者にも最低限のマナー、節度が必要だし、医療者が必要以上に我慢する必要は全くない。

医療者を「応召義務の呪縛」から解き放つことが、私の患者トラブル相談の中で、かなりの割合を占めている。応召義務を過度に重く受け止める必要はない。そう考えるようにするだけで、患者トラブルへの対応力はアップすると私は思う。

SBARで紐解くトラブルの構造

S 状況（Situation）

高血圧症で通院する70歳の女性患者が、娘に利尿剤を処方してほしいと依頼してきた。娘を診ないと処方できないと伝えたが、患者は納得せず、40分押し問答が続いた。何とか帰ってもらったが、その日の診療費の支払いを拒否した。

B 背景（Background）

患者は娘を大学病院で診てもらった際に、医師から「近くの内科診療所で利尿剤をもらってはどうか」と言われた。その言葉を、「娘を連れていかなくても薬がもらえる」と勝手に曲解しているようだった。

A 分析・仮説（Assessment）

自分の主張だけが正しいと思い込み、他人の話に一切耳を貸さず、迷惑行為に及ぶ患者は、もはや普通の患者ではない。危機管理対応に切り替える。

R 対策（Recommendation）

先手を打って、院長が患者に電話をかけ「患者を診ずに薬を処方することはない。次回、娘さんを連れてくれば診察するが、連れてこなければ薬は出せない」と冷静かつ毅然と伝える。また、患者の診療費の支払いについては、粛々と請求していく。

実例で学ぶトラブル解決術 31

女性理学療法士にまとわりつくセクハラ患者

「うちの女性理学療法士（ＰＴ）が、男性の患者Ｘにまとわりつかれて困っています。そのＰＴは最近、体調を崩してしまいました。いったいどうしたらいいのでしょうか」

電話の主は、大阪市内のＡ整形外科医院のＡ院長だった。患者Ｘは69歳の元警察官。妻は数年前に亡くなっており、一人で住んでいる。近所に娘夫婦が居住しており、孫を預かったり娘がＸの世話を焼いたりと、行き来はかなりあり、完全な独居状態ではないようだった。

トラブルの概要

トラブルを認識していながら数カ月も放置

Ｘは１年ほど前、近隣の病院で両膝の人工関節手術を受け、その病院でリハビリテーション治療後、さらなるリハビリを受けるため、半年前からＡ医院に通い始めた。

来院当初から、Xは自力で歩行できていた。PTのBさんは29歳の女性。明るくて面倒見がよく、患者から人気があった。Xは、最初の診療時にBさんに施術をしてもらい、とても気に入ったようだった。「これからずっとあなたにやってもらう」などと言って、Bさんに寄り掛かってきたそうだ。その後Xは、Bさんを食事に誘ったり、電話番号や住所をしつこく聞いたりと、何かにつけてBさんにまとわりつくようになった。

A院長はXに対し、「週3回の通院で十分」と診断していたが、Xは「こんなに悪い状態なのだから、毎日通院し、理学療法を受けて当然だ」と主張した。そして、治療中に「痛い！痛い！」と大げさに叫んだり、歩行が不安定であることを誇示するため院内でわざと転倒してみせたりすることもあった。毎日やってくるXのセクシャルハラスメントまがいの言動に、Bさんは憔悴《しょうすい》していった。たまりかねたBさんは「担当を代えてほしい」とA院長に訴え、A院長は初めて問題の深刻さに気づいた。

A院長はXに「担当を毎回固定するのは難しいので、Bさん以外のPTにも担当してもらう」と伝えたが、Xは「俺は時間があるので、Bさんの手が空くまで何時間でも待つ」と言い張った。結局、A院長はXとBさんを引き離すことができなかった。その後、XはA院長の心証を良くしようと思ったのか、勝手に医院の周囲の草むしりや庭の手入れをするようになった。A院長は何も手を打つことができないまま、数カ月が過ぎてしまった。

最近になって、Bさんは体調不良を訴えるようになり、「このままではまずい」と感じたA

院長は私に相談の電話をかけてきた、というのがトラブルの大まかな経緯だ。

尾内流解決術

最悪の事態に備え、警察への通報態勢を取る

私はA院長の話を聞いていて、正直、なぜXにここまで食い込まれてしまったのか理解できなかった。Bさんが体調を崩す前に手を打てなかったのは、管理者として大いに反省しなければならない。

それはXが元警察官であることが影響している可能性がある、と私は思った。こちらが強い態度に出たら、とんでもない仕打ちを受けるのではないか、という恐怖感からA院長は思い切った行動に踏み切れず、Xが野放し状態になっているのかもしれない。そのことをA院長に指摘すると、「実は3カ月前、Xに対して『セクハラまがいの発言は慎んでほしい』と言ったところ、Xは激怒した。Xに散々すごまれたあげく、こちらが『すみません』と謝る羽目になったんです。暴力を振るわれたわけではないが、身の危険を感じるほどの怖い思いをした」とA院長は打ち明けてくれた。これでA医院側が押され気味だった理由がわかった。

私は思いつくまま、A院長に次のようなアドバイスを送った。

解決策は非常にシンプルだ。とにかくA院長が毅然とした態度で、Xにルールを守らせる

こと。「Bは最近体調を崩しており、その原因はあなたにあると私たちは考えている。今後、Bには一切構わないでほしい。それから、院内では私の指示に必ず従ってください」と告げる。Xが従わなければ、「これ以上、当院では診療できない」「警察に相談することも考えている」と伝えるまでだ。Xに対しては「通常の患者対応」ではなく、「危機管理対応」を取るということである。

Xの逆上が心配なら、男性スタッフを両脇に置いて複数で対応し、脅しなどの気配があった時点で、すぐに警察に通報する態勢を取る。通報のタイミングは、暴力を振るわれてからではなく、恐怖心を感じた時点で構わない。A院長が手で合図したら、他のスタッフが警察に電話する、と決めておけばいいだろう。

A院長は私のアドバイスを聞くと「わかりました。すぐに実行します」と言って電話を切った。翌日、A院長は診療に訪れていたXを呼び出し、私のアドバイスを実行した。Xは3カ月前とは全く違うA院長の並々ならぬ決意を察知したようで、今後はすべてA院長の指示に従うことを素直に受け入れた。その後、Xは「元警察官が警察沙汰になってはまずい」と思ったようで、おとなしくなり、現在も通院を続けているという。

トラブルの教訓

職員が犠牲になることは許されない

職員を守れない医療機関は患者を守ることもできない、ということを院長や経営幹部の方は心に刻み込んでいただきたい。職員が患者から攻撃を受けているにもかかわらず、応召義務違反を過剰に恐れ、経営陣や上司が現場スタッフに我慢を強いるケースもまだ多い。患者が病気だから、高齢だから、といったことは、患者による職員への攻撃を正当化する理由には全くならない。院内で、院長の指示に従わない患者は、もはや普通に対応すべき患者ではない。危機管理モードに切り替え、診療拒否を選択肢に含めて対応しなければならない、と私は思う。

SBARで紐解くトラブルの構造

S 状況（Situation）

リハビリにやってきた69歳の元警察官の患者が、29歳の女性PTを気に入り、毎日来院してつきまとうようになった。そのせいで女性PTは体調を崩し、「担当を代えてほしい」と院長に申し出た。院長は、担当PTを代えようとしたがうまくいっていない。

B 背景（Background）

女性PTが患者のセクハラまがいの言動にさらされて約半年が経過。野放しにされた理由は、院長が患者に言動を改めるようにたしなめたところ、患者が激怒し、怖い思いをしたからだった。

A 分析・仮説（Assessment）

院内の統制が全く取れていないことが問題だ。患者の一方的なわがままがまかり通るようでは、スタッフは安心して働けない。「危機管理対応」で、患者に対して厳しく臨むべきだ。

R 対策（Recommendation）

「担当PTが体調を崩した原因はあなたの言動にあると考えている」と伝え、「今後、そのPTに一切構わない」「院長の指示に必ず従う」ことを約束させる。元警察官であろうと、逆上するようなら、「警察に通報する」と告げる。

実例で学ぶトラブル解決術 32

「勝手に治療した」と激怒する泥酔患者

深夜の救急医療の現場はまさに戦場のようだ。事故や急病による患者が救急車で次々に運び込まれ、現場には緊張がみなぎっている。毎夜、救急現場で働かれている医師、看護師、スタッフの方々には、本当に頭が下がる思いだ。

ところが、こうした救急医療スタッフのモチベーションを大きく下げる不届きな患者がいる。それは泥酔患者だ。以前に大阪府が、救急患者による迷惑行為を調査したところ、深夜、救急外来に担ぎ込まれる患者のかなりの割合を泥酔患者が占めることがわかった（「救急医療現場における患者の迷惑行為に関する調査」報告書、大阪府健康福祉部、平成20年11月）。少し前の調査ではあるが、いまもそれほど変わっていないと思う。

次に紹介するのは、そうした泥酔患者が引き起こした非常に腹立たしい事例だ。

5 トラブルの概要

泥酔後、自分で救急車を呼んで来院

「1週間前の深夜、救急でやって来た男性患者のことで相談があります」

電話をかけてきたのは、東海地方のA市民病院のB医師。B医師はA病院の医療安全委員会責任者だという。その話は次の通りだった。

患者は泥酔しており、病院到着後に暴れて、医師や看護師が殴られた。何とか落ち着かせて、ベッドに寝かせ、失禁を防ぐために尿管カテーテルを入れ、点滴をして休んでもらった。数時間後、帰っていったが、数日後、「俺の了解なく尿管バルーンを入れたな。患者の同意もなく勝手に治療していいのか。訴えるから覚悟しておけよ」と怒鳴り込んできたという。

どんな理由があったにせよ人を殴ることは犯罪であり、その時点でアウトだ。そのうえ、あろうことか「勝手に治療した」と因縁をつけ、「訴えてやる」などと吠えているのだから、あきれてものが言えない。この非常識極まりない患者のことをさらに詳しく聞くことにした。

患者Xは65歳。無職で、以前は家族と同居していたがいまは独り暮らしだ。実は、泥酔後、救急車に乗ってA市民病院にやって来たのは、これが初めてではない。「5、6年前から、年に数回こういうことがある。泥酔して路上に寝入ってしまい、その後、自分で救急車を呼んでこの病院に来る。毎回スタッフに暴言を吐き、嫌がられている。困った患者だと思っていたが、医師と看護師に殴りかかったのは今回が初めてだ」。B医師はこう説明してくれた。おそらく、アルコール依存症に近い状態なのだろう。

殴られたのは女性医師と看護師で、幸い大きな怪我もなく、本人たちは逆恨みされたら怖いと言っており、被害届は出していなかった。

これだけ迷惑をかけておいて、さらにA市民病院を訴えるとはどういうことなのか。B医師によると、Xは「弁護士に相談したところ、裁判をしたら100％勝てると言っていた」とうそぶいているという。病院側は「訴える」と言われてすっかり怖じ気づいてしまっているようだ。私は思いつくまま、次のようにアドバイスした。

尾内流解決術

加害者であることを認識させる

第一に、この患者に対して同情の余地は全くないという認識を持つことが大切だ。救急で運ばれてきて本人は泥酔し意識が朦朧《もうろう》としていたのだから、本人の許可なく医師の裁量で尿管カテーテルを入れても何ら問題はない。むしろ救急の現場ではよくあることだ。

第二に、この患者についてははっきりと「悪意ある患者」に区分し、診療拒否を前提に対策を考えるべきだ。女性医師と看護師が暴力を受けており、病院が2人をサポートして、告訴を検討してもいいのではないか。

第三の方法として、逆に告訴をXとの交渉材料に使うのはどうだろうか。具体的にはXを呼び出し、女性医師と看護師に暴力を振るったことへの謝罪と、もう二度と同じような形で病院側に迷惑をかけないことを約束させる。もしこちらの言うことに従わないようであれば、「暴力行為への告訴を検討せざるを得ない。すでに警察にも相談している」と伝えてみてはどうか。Xに対して「あなたは被害者ではなく、加害者なのだ」ということをわからせるには、これくらいのことをしても許されるだろう。Xは「自分は市民なのだから、市民病院で何をしても許される」と思っているのかもしれない。その考えを改めさせないと、今後何度も同じことを繰り返すはずだ。

以上、3点を伝えたところ、A市民病院では私のアドバイスを踏まえて関係者ですぐ協議し、この患者への対応方針をつくったそうだ。本人との折衝はこれからだが、B医師の声に自信がみなぎっているように感じたので、たぶん大丈夫だろうと思った。

トラブルの教訓

放置していた病院側にも問題がある

患者Xの振る舞いは確かにひどい。しかし、見逃してはならない問題点がもう一つある。それは、5、6年前から、この泥酔患者がやりたい放題で振る舞っていたのを市民病院側が放置してきたことだろう。この手の患者は、迷惑行為を次第にエスカレートさせていく傾向がある。暴力行為に及ぶのは時間の問題だった。その点を、市民病院側は大いに反省しなければならない。もっと早くXを呼び出し、毅然とした態度で迷惑行為をやめるように通報し、従わなければ警察を交えて対策を打つ必要があった。

このケースでは、公立病院であることが病院側の対応を及び腰にさせていた面も否めない。公立病院では、クレーマーなどの口からはすぐに「おまえら、税金で食ってるんやろ。市民の言う通りにしたらいいんや」「俺は市会議員を知っている」との言葉がよく飛び出す。こんな言葉にひるんでいてはいけない。税金が投入されているからこそ、迷惑患者に対するエネルギーの浪費は避け、真っ当な患者に全エネルギーを注がなければならないと心がけるべきだ。

SBARで紐解くトラブルの構造

S 状況（Situation）

救急外来に搬送されてきた泥酔状態の患者。病院到着後、暴れて医師や看護師を殴った。失禁を防ぐために尿管カテーテルを入れ、点滴をして休んでもらい、帰宅させた。数日後、「了解なく尿管バルーンを入れたな。訴えるから覚悟しておけ」と怒鳴り込んできた。

B 背景（Background）

Xはそれまでにも泥酔しては救急車を自分で呼び、病院で暴れている。殴られた医師や看護師に大きな怪我はなかったが、警察に被害届は出していない。

A 分析・仮説（Assessment）

通常の患者ではなく「悪意ある患者」に区分し、毅然とした対応で臨む。医師と看護師が殴られたのは不幸な出来事だが、逆にそれを交渉材料に使い、患者に自分が「加害者」であることを認めさせる。

R 対策（Recommendation）

患者と直接会い、医師と看護師に暴力を振るったことへの謝罪と、もう二度と同じような形で病院側に迷惑をかけないことを約束させる。言うことに従わないようであれば、「暴力行為への告訴を検討せざるを得ない。すでに警察にも相談している」と伝える。

実例で学ぶトラブル解決術 33

「医師も看護師も無能だ」と暴言を吐く患者

医師からすれば、必要以上に神経質な患者は、家族への病状説明をはじめ、コミュニケーションが取りづらい。対応に手を焼くことがしばしばあり、時間ばかり浪費して、強烈な徒労感に襲われる。例えば、術後の経過をいくら詳細に説明しても、後になって「そんなことは聞いていなかった」と抗議してきて困っているという相談を、これまで何度も受けてきた。

神経質な患者は、ネガティブな情報を聞くと、身体的にも精神的にも極端に不安定になり、わが身に起きたことを素直に受け止められなくなる。その結果、医師による説明内容が少しも頭に入っていかず、記憶にも残りにくいのではないか、と私は想像する（私の経験上、神経質でインテリジェンスの高い患者ほど、この傾向が強い印象がある）。

その結果、医師側が「あの時、きちんと説明したはずだ」と主張しても、患者にしてみれば記憶がないので「そんなことは聞いていない」と水かけ論になり、議論は平行線をたどる。医師にとって、こうした患者は対応が難しい。次の事例も、その典型と言えるかもしれない。

トラブルの概要

副作用の苦しみを病院の責任にすり替える患者

「『こんな重い副作用が出るとは聞いていなかった。あなたは、医師としての説明義務を果たしていない。医師も看護師も無能な人ばかりだ』と言われて困っています」

電話をかけてきたのは、大阪府北東部の大規模なA病院のB看護部長だった。

このケースでは、患者が「医師も看護師も無能だ」と暴言を吐いており、もはや一般の患者と同列で扱うべきではない可能性もある。もう一つのポイントは、病院側に落ち度があるかどうか。そのあたりを意識しながら、詳しく話を聞くことにした。

患者は60歳代半ばの女性X。高校の元英語教師で、退職後に英語塾を開き、中高生に教えている。通院し始めたのは2カ月前。これまでにも何度か「待ち時間が長い」と苦情を言ってきていたので、病院としては要注意の患者だった。

Xは乳癌を患い、1カ月ほど前に両側の乳房を切除し、その後、抗ホルモン療法（内分泌療法）を続けている。乳癌の場合、早期であっても他の部分に癌が広がっていることがあり、手術だけでは十分ではないことから、抗ホルモン療法は本人も納得のうえ、実施した。

抗ホルモン療法については、本人のほか娘にも同席してもらい、副作用が比較的少なく、

ＱＯＬが高く維持できること、術前や術後に継続投与することで、再発抑制効果が期待できることなどを事前に説明。乳癌の標準治療の一つであると提案し、了解を得ていた。予想される副作用（ほてり、悪心・嘔吐、食欲不振など）についても、一通り説明したという。

ところが、抗ホルモン療法を始めてから、Ｘは自分が事前に想定した以上の副作用の苦しみを感じたようだ。Ｘは英語が堪能であることから、インターネットなどを使って抗ホルモン療法に関する海外の医学論文などを調べ始め、「そもそも、治療法や副作用について十分な説明を受けていないのではないか」という疑いを持つようになったようだ。

その後Ｘは、自分の知識を試すように、医師や看護師を質問攻めにした。相手が少しでも答えに詰まると、鬼の首を取ったように「そんなことも知らないのか」「あんたはバカか」と勝ち誇る。そんなことを何回か繰り返すうちに、Ｘの中では、「自分がいま苦しんでいる」のは「医師や看護師に能力がないから」だと考えるようになったようだ。

しかも、会話の中で、自分の教師時代の数々の逸話や自慢話が何度も長々と語られる。自分のインテリジェンスが高いことを誇示する一方、医師や看護師には無能と言い放ち、机をペンで叩いて恫喝めいた態度を示すこともあった。看護師の中には、Ｘとは怖くて話ができないと漏らす者もいるという。

電話で相談内容を聞く限り、患者は、副作用で体調がすぐれない憂さを晴らすように、攻撃的な態度をエスカレートさせているようだ。患者が「怒り」や「否認」などの拒絶状態にある時、患者の訴えを傾聴しようと医療者は努力するが、このケースのように、医療者に対して暴言を吐く事態に発展している場合、患者の精神面のフォローを試みるだけでは、解決できない可能性がある。

尾内流解決術

「診療拒否を前提とした対応」に切り替える

これらを踏まえて、私なりに頭に思い浮かぶままを助言した。

第一に、病院側の基本姿勢を「じっくり不満を聞いてあげる（通常の患者への対応）」から「患者を跳ね返す（危機管理対応）」に転換すべきだ。医師や看護師が心身を疲弊させてまで耐えるべきと考えるのは間違いである。何事も限度・限界があるように、「応召義務」にも限度がある。病院側は「説明責任」を尽くさねばならないと思い込む必要もない。「あんたはバカか」「そんなことも知らないのか」と暴言を吐き、職員に恐怖を感じさせるような患者は、もはや普通に対応すべき患者ではない。話を聞く限り、病院側に落ち度はないことから、診療拒否を前提に対応しても何の問題もないだろう。

第二に、「治療法や副作用の説明が不十分だった」というクレームに関しては、カルテに記載された術前の対応記録をもとに、「病院としてはきちんと説明してきた」と繰り返せばいい。

B看護部長は院長とも相談して、私のアドバイスを実行すると約束し、電話を切った。

その後A病院では、Xとその娘を呼び、「Xさんの言動に職員が疲弊しており、受診態度を改めてもらえないようであれば、残念ですがこれ以上当院で診ることはできません。他院をご紹介します」と病院としての方針を告げたという。病院が見せた強気の態度に2人は相当面食らったようだったという。散々悪口を言っていたXだったが、ずっと治療を続けてきたA病院から転院することにはさすがに不安があったようで、「できればA病院で治療を続けたい」と小さな声でつぶやいたという。Xはその後2度ほど来院した。まだ完全に納得していないものの、以前に比べれば、受診態度は大幅に改善されたという。

トラブルの教訓

「傾聴」が逆効果になることもよくある

一般的には、患者満足を上げるには「傾聴」が重要だと言われるが、こういったハードクレーマーに対しては、ただ黙って聞いていると相手をつけ上がらせ、聞いている側はどんどん疲弊していくことになりかねない。普通の患者と「跳ね返すべき患者」を区別し、後者には診療拒否を前提にした危機管理対応を取ることが求められる。

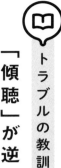

SBARで紐解くトラブルの構造

S 状況（Situation）

乳癌の手術後、抗ホルモン療法で通院する元英語教師の女性患者が、薬の副作用に関して事前説明が不十分だと不満を言ってきた。また、ネットで医学知識を仕入れては医師や看護師を質問攻めにし、「医師も看護師も無能」などと頻繁に暴言を吐いていた。

B 背景（Background）

患者はもともとクレームの多い人物。薬の副作用で体調がすぐれず、その憂さを晴らすように、攻撃的になっていった。また、自分のインテリジェンスが高いことを自慢したいようだった。

A 分析・仮説（Assessment）

院長の話を聞く限り、病院側は説明を尽くしている。また、医師や看護師などに暴言を吐くのは言語道断であり、「危機管理対応」に切り替えるべきだ。

R 対策（Recommendation）

カルテに記載された術前の対応記録をもとに、副作用に関して十分に説明してきたことを患者と家族に伝える。そのうえで、患者の言動に病院スタッフは疲弊し、業務に支障が出ているとはっきり言い、態度を改めなければ診療を続けることはできないと告げる。

実例で学ぶトラブル解決術 34

院長を誹謗するメールを流し、憂さを晴らす患児の母親

病気の子どもを心配する母親の気持ちはよくわかる。しかし、それがエスカレートしすぎてしまうと、周囲にいる人たちは大きな迷惑を被ることになる。そこに巻き込まれる可能性が高いのは、小児科の医師や看護師たちかもしれない。

次は、患者の母親がクレーマー化して引き起こしたトラブルを紹介する。

トラブルの概要

娘が診察室のドアに手を挟み逆上した母親

「患児の親が私を誹謗するメールを医師会に送ったことを知り、非常にショックを受けました。もうその子どもにも親にも会いたくありません。この先、どうしたらいいのでしょうか」

相談の電話をかけてきたのは、実家の小児科・内科医院を継いで20年になる女医のA院長

だった。私とは長年の知り合いである。A院長は診療実績も豊富で、少々のことでは動じない方だが、声はかなり疲れているようだった。私に「この患者はもう診たくない」と吐き捨てるように言った。ベテランの域に入ってきたA院長が、それほどまでに困っている患児の親とは、どんな人物なのか。詳しく話を聞いてみることにした。

2週間ほど前、A院長のもとに、3歳の女児を連れた30歳代前半の母親Xがやってきた。女児は発熱しており、待合で測った体温は39度だった。Xは娘の手を引いて、A院長が待つ診察室の引き戸を開け、中に入った。その時である。突然、女児が大きな声を上げて泣き始めた。どうやら引き戸を閉める時に、軽く手を挟んだようだった。

A院長は、女児のところに駆け寄り、「どこが痛いの?」と声をかけつつ手に怪我がないか調べたが、異常は認められなかった。そこで、母親Xに「大丈夫そうですよ」と言ったところ、Xは怒りの形相で「何が大丈夫なものですか！　すぐに、ちゃんと調べないと、大丈夫かどうかなんてわからないじゃないの！」「怪我の責任は院長の管理不行き届きにある。ちゃんと責任を取ってもらいますからね」と怒鳴り散らした。さらに、「ここの近くに大きな病院があったわよね。そこで診てもらうから、早く連絡してちょうだい」と要求してきた。

Xの剣幕に押され、萎縮してしまったA院長は、Xに言われるがまま、近隣のB病院と連絡を取り、「いまからXが女児を連れて向かうのですぐに診てほしい」と伝えた。A医院ではX親子のためにタクシーを手配し、A院長はXに「今回はご迷惑をおかけしました。病院での診療費はこちらで負担させていただきます」と言って、二人を送り出した。

ところがである。XはB病院に行き、娘の手の状態を診てもらった後、入院させるように要求した。「これまでも高熱で何回か病院に入院している。今回は39度と高熱のうえ、A医院で怪我までさせられた。もうこれ以上、この子に負担はかけさせられない」。B病院では、A院長とXが何らかのトラブルを抱えていると察知し、火に油を注がないほうが無難という判断があったのだろう。Xの要求を受け入れ、娘を入院させることにした。退院したのは４日後だった。

A院長は、Xの娘が入院するとは思ってもいなかった。しかし、「病院での診療費は負担する」と言った手前、手の検査費用の負担だけで済ませるわけにはいかず、病院までのタクシー代を含め、すべて負担することになった。ただ、A院長は、院内で患児が怪我をしたことに道義的な責任を感じていたので、理不尽な面もあるがお金で解決できるのならそれでいいかもしれない、と思った。

しかし、トラブルはこれで終わらなかった。

先日、Xが娘を連れて再びA医院にやってきた。数日前から全身に湿疹が出て、その治療のために来院したという。A院長は前回の怪我のことをあらためて謝ったうえで、診療を行い、特に何事もなくX親子は帰っていった。ところが、その日の夜、地区医師会のウェブサイトの苦情相談窓口に、匿名でA院長を誹謗する長文のメールが送りつけられてきた。匿名にはなっていたが、中身を読めば、送り主がXであることは明らかだった。

娘が小児科医院で怪我をし、病院にタクシーで向かい、入院するまでの経緯がこと細かに描かれており、娘がA医院内で怪我をしたのにA院長は「大丈夫ですよ」といって責任を逃れようとしたとか、A医院の設備が古くて怪我をしやすいとか、A院長は判断能力に欠けているなど、悪口が延々と書き連ねられていた。さらに、「この件に関して医師会の見解をうかがいたい」とも書かれていた。

A院長は地区医師会の役員を務めている。そのメールは、すぐにA院長に転送されてきた。これを読んだA院長は大きなショックを受け、長年の知り合いである私のところに次のような相談の電話をかけてきた。

「Xから言われる通りに、病院も紹介したし、入院費用まで負担した。それよりもショックなのは昼間の診察時にあらためて謝ったばかりなのに、どうして……。もう、Xとは顔を合わせたくないし、Xの娘も診たくない。でも、Xの両親も当院の内科の患者なんです。Xの娘の診療を断った場合、Xの両親についても、診療を断るべきでしょうか。Xが次に来院した時、どのように対応したらいいでしょうか」

尾内流解決術

先手を打って「強気の姿勢」を示す

A院長は、小児科医としてのキャリアは十分だが、これまで幸運なことに、Xのような攻撃的な患者に出会った経験がほとんどなかった。そのため、勢いに押されて、物事がXのペースでどんどん進み、冷静な判断を下す余裕がなくなってしまっていた。

そもそも、Xは娘の手を引いて診察室に入った。娘が引き戸に手を挟んだことには、Xにも責任があり、私はA院長が謝る必要はなかったと思う。それに、娘の手を診て問題ないと判断したA院長の見立てを全く信じず、「近くの病院で検査させろ」と要求すること自体、失礼な話である。

ただ、私が相談に乗ったのは、A院長がXに謝った後だったので、いまさらそれを悔いても仕方ない。問題はこれからどうするか。私は思いつくまま、A院長に次のようなアドバイスを送った。

まず、Xに対し、先手を打って次のような内容の配達証明郵便を送ること。

「医師会に私を非難する匿名のメールが送られてきたが、これを書いたのはXさん以外に考えられません。今後もこういう行為を続けるのであれば、当院でXさんの娘さんを診療することはできません。他院で診てもらってください。これがあなたからいただいたメールへの回答です」といった具合だ。この手紙を送ってから、相手の反応を見てみるのがいいだろう。

匿名で誹謗中傷のメールを流すような患者の親には、「通常対応」ではなく、診療拒否を辞さない「危機管理対応」で接するべきだ。おそらくXは、A院長が強気の態度に出てくるとは思っていない。だからこそ、毅然とした態度を示すことが効果的だと判断した。

これは私の想像だが、XがA院長を誹謗するメールを地区医師会に送ったのは、A院長がその日の昼、Xに謝罪したからだろう。A院長が弱みを見せたことで、再びXの攻撃のターゲットになったのではないだろうか。こうしたタイプの人間は、他人のちょっとした落ち度をねちねちと攻撃し、憂さを晴らすことが多い。こちらが弱腰な態度を見せればどんどんつけ上がる可能性があるので、毅然とした対応が不可欠だ。

次に、Xの両親についてだが、A院長によると、Xの両親との関係は良好だという。だとすれば、あえてA院長側から関係を絶つ必要はない。もちろん、今後、Xを通じてA院長の悪い噂が吹き込まれれば、関係が変わる可能性はある。その時には、また新たな対応を考えればいい。

A院長は私のアドバイスをすぐに実行に移した。

その後、Xは娘を連れて、1回来院したそうだ。A医院はXの家から近く、近隣の評判もいいので、どうやら引き続き通院したいようだった。診察時に、配達証明郵便の話題は一切、出なかった。A院長は、もしXが配達証明に関してクレームをつけてくるようだったら、今後の診療をきっぱりと断るつもりだった。A院長はXに対して、「普通の患者に対する対応」から「危機管理対応」にシフトしたのだ。

Xは、A医院に通えなくなると困ると思ったのだろう。反省の言葉は全くないが、いまのところおとなしく、娘を連れて通院しているという。

トラブルの教訓
相手への同情は判断を誤らせる原因

この患者の親は、病気がちな子どもを抱え、苦労が絶えないのだろう。それによって精神的に不安定な状態になり、他人を攻撃して憂さを晴らすようなことを繰り返しているのかもしれない。その意味では、気の毒な面もあるが、憂さ晴らしのターゲットにされた側はたまったものではない。トラブルの解決に当たり、こうした同情は一切不要であり、相手に同情することで、逆にトラブルが長引いたり、エスカレートしたりする可能性が高い。

医療関係者は優しい方が多いので、そこが落とし穴になりがちだが、「危機管理対応」では、同情心が判断を誤らせる原因になるということをぜひ覚えておいていただきたい。

SBARで紐解くトラブルの構造

S 状況（Situation）

母親に連れられた女児の患者が、診察室の引き戸に手を挟まれた。母親は激怒し、別の病院での手の治療とタクシー手配を求め、要求に従った。後日、再び親子で来院したので院長は謝罪。すると、その日の夜、院長を誹謗する匿名メールが地区医師会に届いた。

B 背景（Background）

メールの送り主がこの母親であることは明らか。娘が院内で怪我をしたのに「大丈夫ですよ」と言って責任を逃れようとしたとか、医院の設備が古くて怪我をしやすい、院長は判断能力に欠けているなどの悪口が延々と書き連ねられていた。

A 分析・仮説（Assessment）

院長や医療機関側に落ち度は認められない。女児が手を挟んだ責任は、母親にもある。しかも、院長の見立てを信じず、病院の紹介を求めるのは非礼。危機管理対応に切り替えるべきだ。

R 対策（Recommendation）

患児の母親に対し、迷惑行為を続けるのであれば、娘さんを診療できないという内容の配達証明郵便を1回送ってみる。母親の鬱憤のはけ口にならないように、強気の姿勢で対応する。

実例で学ぶトラブル解決術 35

患者家族に100%理解させることは医師の義務か

患者トラブルを引き起こす大きな原因の一つに、医師から患者への説明不足がある。医師が説明した気になっていても、患者側は専門用語などがネックとなって十分に理解できず、後で「言った、言わない」のトラブルが起きたり、患者が医師に不信感を抱いたりすることがよくある。

そうした場合、患者が理解するまで医師が説明を尽くすというのがトラブル解決の基本スタンスだが、現実にはなかなか教科書通りに事は進まない。なぜなら、これは性善説に立った物の考え方だからだ。いくら懇切丁寧に説明してもわかってくれない、というケースは意外にあるものだ。

トラブルの概要

院長にアゴで指図する患者の息子

「ある高齢患者の家族への対応で悩んでいます。患者の息子なんですが、常に高圧的で、われわれに命令口調で怒鳴り散らすんです。数日前には『こっちが１００％納得するまで説明するのが、医者の義務じゃないのか』と怒鳴られたんですが、説明は時間をかけてしているんですよ。その後で『大学病院の医師を紹介しろ』と言われ、紹介したのですが、冷静に考えると、これでよかったんだろうか、紹介先に迷惑がかかってしまうのではないかと後悔しています。いまさら紹介を取り消すわけにもいかないですし、いったいどうしたらいいでしょうか」

電話をかけてきたのは、大阪市内のA整形外科クリニックのA院長だった。ひと昔前であれば、医師や教師には威厳があり、これほど無礼な物言いをする人などいなかったが、いまは違う。医療もサービス業なのだから「お客様」は偉い、わがままは言った者勝ち、と勘違いしている患者が、残念ながら増えてきているように思う。

どんな職業・商売であっても、「カネを払ってやっているんだから、何でも言うことを聞け」という態度でやってくる品位のかけらもない客には、それに見合った対応をしてもいいと私は思っている。このケースに登場してきた患者の息子も、その系統の人物なのだろうか？

詳しく話を聞いてみることにした。

Xが A整形外科クリニックに現れたのは2週間ほど前のこと。受付で「母親を往診してほしい」と告げた。どうやら腰が悪いらしい。その後、A院長が話を聞いた。

Xは50代後半。Xの母であるY子はもともと別の病院にかかっていたが、ネットで家の近くにあり往診してくれるクリニックを検索し、A整形外科クリニックを見つけたという。Xは初対面の時から言葉遣いが荒く、A院長はXに対してぶっきらぼうな印象を持った。「いまどんな状態なんですか？」とA院長が聞いても、Xは「どういう状態かよくわからん」とか「わからんから診てくれと言っているんじゃないか！」などと要領を得ないばかりか、すぐにヒステリー気味に大声を出す。さらに、「とにかく来い」と強い調子で繰り返す。A院長はこのようなXの横柄な態度を見て、全く気乗りがしなかったが、断ったらXがいっそう騒ぎそうだったので、午後に往診することにした。

Xの家は、クリニックから車で5分ほどの場所にあった。家に上がると、XはB総合病院と書かれた封筒から、カルテやX線検査画像入りのDVDを取り出し、A院長に手渡した。カルテを見ると、Y子は80歳で、病名は「化膿性脊椎炎」と書かれていた。細菌が脊椎に入り込んで化膿する病気である。Y子とXによると、最近までB総合病院に入院していたとのことだった。

A院長は、Y子を問診した後、一通り体を診た。また、持参したノートパソコンにX線検査画像を映し出し、チェックするとともに、画像を見ながらXに説明した。X線撮影の日付は2カ月前だった。いまは患部の状態が変わっている可能性もある。そこでA院長は「やはりクリニックできちんと診たいので、来院してもらえないでしょうか」とY子とXに打診し、了解を得た。

その2日後、Y子は車いすでXとともに来院した。A院長はY子を診察した後、血液検査やX線撮影を行った。さらに2日後、Xが検査結果を聞きにやって来た。Xは診察室でA院長と顔を合わすといきなり、「こないだB総合病院のDVDを渡したやろ。まずその中身から説明しろ」と命令口調で言ってきた。

A院長は理不尽に思った。Y子を往診した時、1時間近くかけてB総合病院のカルテとX線画像について説明したからだ。しかも、最後にXとY子に「何かわからないことはありますか」と念のため確認し、「特にありません」との回答を得ていた。

そうした経緯に加えて、A院長はXの命令口調に少しむっとしていたので、やや反論調で「前回、往診した時に1時間近くかけて説明したはずですが」と答えた。これを聞いてXが逆上した。「こっちはわからんって言っているだろうが。おまえら医者は俺が100%納得するまで説明するのが、義務とちゃうんか」。

Xはさらにこう怒鳴り続けた。「B総合病院の○○（注＝医師の名前）も俺には何も説明しなかった。おまえら医者はグルや」「おまえはあかん。C大学病院の医者を紹介しろ！　ここのカルテもすぐに出せ！」。

Ａ院長はＸの勢いに押され、Ｘの言う通りにＣ大学病院のＤ医師を紹介した。「Ｘとの関係を早く終わりにしたいという思いもあった」とＡ院長は振り返る。Ｄ医師は大学の後輩だった。でも、後になって、迷惑な患者をＤ医師に押しつけてしまったのではないか、と心配になってきた。さらに、Ｃ大学病院でもさじを投げられ、Ｙ子とＸがＡ院長のもとに再び舞い戻ってくる可能性もある。Ａ院長は悩んだ末、私に電話をかけた、というのがおおよその経緯だ。

尾内流解決術

相手の要求に耳を貸す必要はない

ざっと話を聞いた限りでは、患者家族によくあるトラブルのように思えた。一般的には、医師は患者やその家族に、病気や治療に関する説明を尽くすべきだ。相手が理解できることを第一に考えて、専門用語をなるべく使わず、平易な言葉でゆっくり丁寧に伝える、というのが教科書通りの対応法だ。

しかし、今回のケースで、この教科書的対応を続けていても、たぶん何も解決しない。Ｘの真の目的は何なのかを考えてみてほしい。おそらく、母親の病気や治療について詳しく知りたいから「説明しろ！」と要求しているのではなく、Ａ院長にいろいろと命令して、自分の言いなりにさせて自尊心を満たすことが目的だったのではないだろうか、と私は考えた。Xの言動から、A整形外科クリニックの前に受診していたB総合病院での対応に大きな不満を持ち、不幸にもそのはけ口になったのがA院長だった可能性がある。

A院長はこれまで、迷惑な患者や家族にあまり遭遇したことがないという。私に言わせれば、トラブルの免疫がほとんどない方だった。なので、ちょっとすごみのある迷惑患者がやってくると、その勢いに押されて言うことを聞いてしまうことになりかねない。そこで私は思いつつまま、次のようにアドバイスした。

まず、「患者の家族が完全に理解するまで説明するのが医師の義務だ」という相手の主張に耳を貸す必要は全くない。A院長は十分に説明を尽くしている。

第二に、A院長には何の非もないのに、Xがけんか腰で怒鳴り散らし、A院長を苦しめている時点で、両者の間の信頼関係はもはや崩れている。本来ならC大学病院を紹介する必要もなかったのだが、すでに紹介したとのことなので、すぐにD医師に電話を入れて、これまでの経緯を説明する。

第三に、万が一、もう一度やって来た場合には、「あなたが態度を改めない限り、診るつもりはない」と、毅然とした態度ではっきり伝えたほうがいいだろう。

A院長にこの3点をアドバイスしたところ、「わかりました。万が一の時も、心の準備ができました」と言ってくれた。A院長はすぐにD医師に電話を入れ、これまで何が起きたのかを丁寧に説明し、理解を得た。

その後、Y子とXはC大学病院にかかったらしいが、いまのところ、大きなトラブルにはなっていないようだ。A院長はその話を聞いて胸をなで下ろした。

トラブルの教訓
度が過ぎる患者には毅然と対応

診療というものは、医師と患者の共同作業でつくり上げられるべきだと私は思う。医師は治療にベストを尽くす必要があるが、それは医師だけに一方的に課せられた義務ではなく、患者側の協力という前提があって、実現できるものである。ここを勘違いして、金を払っているんだから医師や看護師は言うことを聞いて当然、と思っている患者が増えている。いわば「患者様症候群」とでも言うべきか。患者にも、診療に協力する義務がある。

こうした患者に遭遇し、他の患者の診療に支障が出たり、医師や職員に非常に大きな精神的な負担がかかったりする場合には、すでに本書で何度も説明したように「当院でこれ以上診ることはできません」ときっぱり断るべきだと私は考える。

SBARで紐解くトラブルの構造

S 状況（Situation）

患者の息子の高圧的な態度に悩んでいる。言葉遣いが荒く、命令口調で指図することもしばしば。「100％納得するまで説明するのが、医者の義務だ」とまくし立てる。息子からの要望もあって他院を紹介したが、紹介先に迷惑がかかることを心配している。

B 背景（Background）

患者はもともと別の病院に通院。ネットで患者の自宅近くのこの整形外科を見つけた。まず往診したが、初対面の時から、患者の息子はぶっきらぼうで、院長は不快かつ理不尽な思いをした。

A 分析・仮説（Assessment）

院長にいろいろと命令するのは、病気や治療法について深く知りたいからではなく、自分の言いなりにさせて自尊心を満たすことを目的にしている可能性がある。おそらく前にかかっていた病院で何らかの不満を抱え、そのはけ口を求めていたのかもしれない。

R 対策（Recommendation）

紹介先の大学病院の医師に、これまでの経緯を詳しく伝える。万が一、もう一度やって来た場合には、患者の息子に対し「あなたが態度を改めない限り、診るつもりはない」とはっきり伝える。

実例で学ぶトラブル解決術 36

医師の言葉に全く耳を貸さない患者の親

今回のトラブル相談は、ある病院の小児科部長から寄せられたものだ。他科と違って小児科では患者が子どもであるため、対応に特有の難しさがある。完治するかどうかが見えにくい重い疾患を抱えている子どもは、大人が考える以上に、デリケートで傷つきやすく、精神的に不安定な状態に陥ることも少なくない。

対応が難しいのは子どもだけではない。重症化が懸念される子どもを抱える親のほうも、子どもの不安な状態を反映するかのように、神経が過敏になりがちだ。ちょっとしたことに激怒したり、他人の言うことに全く耳を貸さなかったりと、通常では考えられないような言動で周囲を困らせるといったケースを、私はこれまで何度も見てきた。

私のトラブル対処の基本方針は、自分勝手に振る舞って周りに迷惑を及ぼしたり、医師に無理難題を持ちかけてくるような患者は、拒否しても構わないというスタンスだ。しかし、トラブルの相手が患児の親となってくると、話は少し違ってくる。親に何らかの問題があったとしても、トラブルの対応策を考える時に、患児への診療が断たれないようにする方法をできれば盛り込みたいと思う。そうした視点で、この事例を吟味してほしい。

5 「先生よりも私のほうが病気に詳しい」

トラブルの概要

「患者の親から、『娘を連れて来なくても、前の先生はちゃんと薬を出してくれた。なぜ同じようにやってくれないんですか』と言われて困っています。いったいどのように対応したらいいのでしょうか」

電話をかけてきたのは、大阪府内にあるA市民病院の小児科部長のB医師だった。患者は13歳。3年前からA市民病院の小児科に通っている。前医で初めてネフローゼ症候群の診断を受け、通院したものの、そこの主治医と何かもめたようで、開業医経由でA市民病院に来院した。

当初、男性医師が診ていたが、娘の母親Xがこの男性医師を気に入らなかったらしく、病院側では別の女性医師を担当に据えた。しかし、しばらくしてその女性医師が他院に移ったため、今回の相談者であるB医師が引き継いだ。

娘の母親Xはとにかく怒りっぽく、B医師は腫れ物に触るかのように、接していたという。

「Xさんとはできるだけ必要最小限の会話で済ませるようにしていた」とB医師は話す。

そのうちに娘の尿検査の数値が悪化してきたため、B医師は母親Xに入院を勧めた。その話を横で聞いていた娘は、「入院なんかしたくない」と言って泣きじゃくったという。それ以来、娘は通院してこなくなった。

その後、母親Xだけがやってきて、腎機能の検査のために娘の尿を持参し、薬をもらって帰っていくことが3度ほどあった。本来、この病院の小児科は予約制だが、母親Xは予約も取らず、突然来院してくる。B医師は仕方なくXに対応し、薬も出していたが、それがあまりに続くので、「もうこれ以上、本人を診ないで薬を処方することはできません」と少し語気を強めて言ったところ、Xは興奮気味にこうまくし立てた。

「尿蛋白の陽性が続いたら、ステロイドを飲まないといけないことくらい、先生から言われなくてもわかっている。薬さえ処方してもらえばそれでいい。前の先生は『娘さんが嫌がっていたら無理に連れてこなくてもいい』と言ってくれていた。B先生からは、患者への気遣いというものが全く感じられない」

どうやら、以前に、娘が病院に行きたくないと騒いだことがあった時、その時の担当医から「では、尿を持ってきてください」と言われたことがあったようだ。その経験から、娘の尿さえ持ってくれれば患者本人が来なくても何ら問題ない、と思い込んでいる様子だったという。

B医師は「ネフローゼ症候群はそんな単純な病気ではなく、重症化することもあるんですよ。

だからちゃんと診察しないと……」と説得したが、Xは「薬を飲めば治る。なぜ出さないんだ」の一点張り。なぜか、Xは薬を飲み続ければ病気は治ると思い込んでいたようだった。さらには、「私はもう何年も娘の面倒を見てますから、先生よりネフローゼのことは知っています。この病院にネフローゼの専門家はいないんですか。患者相談室で相談したいんですけど」と切り返してきた。

母親Xは自分の考えを全く変えようとしなかった。このままだと母親Xが障害となって、肝心の患者をしっかり治療できなくなる恐れもある——。そう考えたB医師は悩んだあげく、私にアドバイスを求めて電話をかけてきた。

尾内流解決術

親を説得する時間がもったいない

B医師から話を聞いて、「困った母親がいるものだ」と思った。

母親Xがなぜ、重症化を心配するB医師の言葉に耳を貸さず、「薬を飲めば治る」という根拠なき考えに固執しているのかはわからない。「自分は先生よりもネフローゼのことを知っている」という発言は、もはや常軌を逸していると言わざるを得ない。病気を抱える子どもの不安を反映するかのように、親の精神状態も不安定になることがある、と冒頭で述べたが、X

の思い込みの強さや怒りっぽさは、まさにこのパターンに当てはまる。ひょっとしたら、「薬を飲めば治る」ことを信じたい気持ちが高じて、そのような言動につながってしまった可能性もある。

こうした場合、Xの考え方を無理に変えさせようと思わないほうがいいと私は判断した。最も怖いのは、時間を浪費することだ。母親Xを説得する時間がもったいないし、この調子だとB医師が何を言っても、Xは聞く耳を持たないだろう。対策を考えるうえで大事なことは、患者が治療を受けられる環境を整えることだ。

結論を言うと、取るべき手段はただ一つ、早急に「転院」の手続きを進めることである。私の考えをB医師に伝えると、「患者さんのことを考えると、確かにそのほうがいいかもしれません」と応じ、早速、母親Xに話を持ちかけるとともに、上司である診療部長や医療連携室とも相談し、転院先の病院を確保した。

最後に、B医師は母親Xに「不愉快な思いをさせてしまったことは申し訳ありませんが、大事なのは、医師とお母さんが協力して娘さんの病気をしっかり治すことです。最後のお願いです。娘さんをちゃんと病院に連れていってください」と伝えた。この言葉が効いたのかどうかわからないが、新しい通院先には、娘もちゃんと通っているようだ。

トラブルの教訓

何が最優先事項かよく考える

子どもの頃に大きな病気にかかり、まして入院が必要だと医師から言われた場合、子どもは大人以上に精神的にダメージを受けたり、敏感に反応したりするものだ。だから、より慎重な言動と対応を心がけなければならないが、今回のケースで対応をさらに難しくしたのが、母親の困った気性だった。

B医師にとって、母親Xは苦手なタイプだったのかもしれない。短時間で事務的に会話を終わらせようとしていたことが、患者やその母親に「冷たい印象」を与えた可能性もある。この点に関しては、医療機関側に反省すべき点があるかもしれない。

しかし、医師からの指導やアドバイスも「自分の考え・行動の否定」と受け取り、腹を立てることを繰り返していた母親の態度は感心できない。病気の娘を抱え、精神的に消耗していたからそうなったのか、もともとそういう性格なのかわからない。ただ、何と言っても大事なのは、娘の病気をしっかり治療することである。トラブルの渦中にいると、母親への対応にばかり気を取られてしまいそうだが、物事の本質を見失わないように心がけたいものだ。

SBARで紐解くトラブルの構造

S 状況（Situation）

患者はネフローゼ症候群の13歳の女性。医師が患者の母親に入院を勧めたところ来院しなくなり、以後、母親のみ来院し、薬をもらって帰った。しかし、重症化を心配する医師が「本人を診ないで薬を処方できない」と伝えると、母親は激昂した。

B 背景（Background）

患者の母親は、ネフローゼの治療に関してかなりの自信を持っているようで、医師からの指導やアドバイスも「自分の考え・行動の否定」と受け取り、腹を立てることを繰り返していた。

A 分析・仮説（Assessment）

病気を抱える子どもの不安を反映するかのように、親の精神状態も不安定になることがある。最も大事なのは、娘の治療である。自分勝手な考えに凝り固まった母親を説得して行動を変えようとするのは時間の浪費であり、娘の治療を第一に考えなければならない。

R 対策（Recommendation）

早急に「転院」の手続きを進める。患者の母親に話を持ちかけるとともに、上司である診療部長や医療連携室とも相談し、転院先の病院を確保する。また、新しい病院に娘をちゃんと通院させるように、母親にお願いをする。

第5章

患者トラブルへの対応力と免疫力を高める

トラブルに対峙できる現場力をつけていくには、これまで何度も触れてきた「応召義務」に対する深い理解とともに、もう一つ大事なポイントがある。

それは、患者に対して「平等・公平に対応する」という原則に対する理解だ。

患者に対して平等・公平に接するのは、一見当たり前のことと受け止められるかもしれない。しかし、この原則が強い力を持っていることに、多くの医療従事者はあまり気づいていない。

現在は顧客満足度（ＣＳ）を最重視する時代、患者ファーストの時代とも言われ、患者至上主義の呪縛にとらわれた医療機関は、世間体を気にして、理不尽な要求を執拗に繰り返すクレーマーに対して、言いなりになって対応してしまうところが結構ある。

つまり、特定の患者だけを「特別扱い」してしまっているのだ。ほかの患者からは、「このクリニック（病院）はあの患者にばかり構っている」「あの患者にだけ、特別待遇にしているのはおかしい」と受け取られかねない。

現在は、ちょっとした出来事がソーシャル・ネットワーキング・サービス（ＳＮＳ）などを通じて、あっという間に世間に拡散する時代である。ところが、医療機関側は、そうしたリスクを軽視しているところが多い。不当な主張や要求に対して、その場を乗り切るために、苦し紛れに言いなりになってしまうと、医療機関としての信頼は揺らぎかねない。

ではどうすればいいいか。

特別扱いを強く求め、不当な要求をしてくる患者には、「当院では、どの患者さんに対しても同じ対応をさせていただいております」と言って、要求を拒絶する。これが大切だ。患者に対して「平等・公平に対応する」という原則は、不当要求を拒絶するための盾の役割を果たしてくれるわけだ。

お勧めなのは、「当院の院内規則」の中に、この内容(「当院では、どの患者さんに対しても同じ対応をさせていただいております」)を盛り込み、院内に掲示することだ。さらに、院内規則の中には、「院内では、院長・看護師の指示に従ってください」「威嚇・脅迫・暴力行為などを察知した場合、直ちに警察に通報します」「当院での診療を希望される方は、以上の規則を必ず守ってください」という項目を入れておくとよい。

そうすれば不当な要求があった時に、院内規則を見せて、「これ以上の対応はできない」ときっぱり断りやすくなるだろう。

新たな火種を消す「シナリオ先読み術」

次の事例は、何とか解決にこぎ着けることができたケースだが、その過程においては、トラブル解決に必要なエッセンスが複合的に積み重なっている。いわば、トラブル解決の応用問題として、自院でトラブルが発生したらどのように対応するかを考えながら、読み進めていただきたい。

では早速、事例を見てみよう。

トラブルの概要

病院の医師から注射ミスと言われた

「患者の父親から電話がかかってきて、『息子は注射ミスでひどい頭痛が続いている。市民病院の先生も注射ミスだと言っている。責任を取れ！』と言うんです。どう対応すればいいのでしょうか」

私に電話をかけてきたのは、大阪市郊外にあるB整形外科の事務長のC子さんだった。C子さんは同院のB院長の奥さん。クレームの電話があった直後に、私に連絡してきたようで、声が微妙に震えており、動揺している様子がうかがえた。

それにしても「またこのパターンか」と私は思った。もともとかかっていた医師（前医）の診療に不満を持った患者が、別の医療機関の医師（後医）から前医の診療に対する批判的なコメントを引き出し、それを金科玉条のごとく前医にぶつけるというものだ。

このパターンのトラブルは、数年前から増えてきている（本書でもすでに事例を紹介した）。患者の医療不信がこんなところにも表れているのかと思うと、暗たんたる気持ちになった。しかし、すぐに頭を切り替えて、C子さんの話に全神経を集中させた。

患者側が医療過誤を口にしている時は、診療の経緯を丁寧に聞き出し、医師側に落ち度があるかどうか、もしあるとしたらどの程度なのかの「感触」をつかむ必要がある。まずは、詳しく話を聞いてみることにした。

患者Xは38歳男性。慢性の腰痛を患っている。年に数回、B整形外科に来院し、神経ブロック注射などを受けていた。実は、患者Xには70歳の父親Yがいて、2人ともB整形外科に通院している。

Xが最近来院したのは、約1週間前。強い腰痛を訴えていたので、B院長は硬膜外ブロックを行った。Xは注射を受けた後、1時間ほどベッドで休み、何事もなく帰っていった。ところが昨日になって、患者の父親Yが怒りに震える声でクレームの電話をかけてきた。

「息子に何をしてくれたんだ！　そっちで神経ブロックをやってから、頭痛がひどくて会社を何日も休まなきゃならなくなったんだぞ」

さらに、Yはこうたたみかけてきた。

「市民病院で診てもらったら、注射ミスに違いないと医師に言われた。この責任は絶対に取ってもらうからな！」

こう言うと、Yは電話を一方的に切ったという。

どうやら、患者XはB整形外科から帰宅後、頭痛が出るようになり、2日たっても治まらなかったため、近隣の市民病院に行ったようだ。

本書をここまで読んでこられた方なら、もうおわかりだと思うが、「注射ミスに違いないと別の医師に言われた」という言葉は額面通りに受け取らないほうがいい。患者が自分の都合のいいように医師の発言を曲解しているケースがしばしばあるからだ。この点については、市民病院の医師に直接確認する必要がある。

ただ、その前にB院長に聞きたいことがあったので、C子さんから電話を替わってもらった。

私　「院長は、自分が行った処置に自信を持っていますか」
院長「もちろんです。ただ、患者さんによっては麻酔薬の影響で頭痛を訴える人がたまにいます。この患者の場合、過去に3回ブロック注射をしていますが、クレームがあったのには今回が初めてです」
私　「硬膜外注射の場合、誤って硬膜を針で傷つけてしまうと、頭痛などの症状が出ると聞いたことがありますが、その点についてはいかがですか」
院長「いまとなっては確かめようがありませんが、注射には絶対の自信を持っています」

尾内流解決術
患者との直接対話が決め手になる

院長のこの言葉を聞いて、私は腹をくくった。つまり、賠償を前提とした医療過誤の交渉ではなく、通常のクレーム対策として戦略を立てていくことに方針を決めたのだ。
このケースでは、患者は38歳なのに、なぜか70歳にもなる父親がクレームの電話をかけてきている。その理由として考えられるのは、よほど患者の容体が悪いか、いい年をして親離れができていないか、あるいは父親もB整形外科の患者なので「俺が話をつけてやる！」と出しゃばってきたかの三つだ。院長から話を聞けば聞くほど、3番目の可能性が強いと感じた。

そうであるならば、患者の父親の言葉には日頃の不満が込められた「誇張的な表現」がたくさん含まれていると思ったほうがいい。この見方が正しいかどうかは、市民病院で患者Xを診察した医師に、どんな発言をしたのか電話で確かめてみればある程度わかるだろう。

院長には、市民病院で患者Xを診察した医師に、実際には何と言ったのかを尋ねること、次にXと連絡を取り、直接会って話をすることの2点をアドバイスした。

その後、院長はすぐに市民病院の医師と連絡を取った。市民病院の医師は困惑しながらこう答えたという。「私はB先生の診療ミスだとは絶対に言っていません。硬膜外ブロック注射後に頭痛がひどくなるのはどういう場合かと聞かれたので、あくまでも一般論として考えられることをいくつか話しただけです。あの患者さんは、そんなことを言ってきたのですか……」。

これで、患者の父親が主張していた診療ミスも、にわかに根拠が揺らいできた。あとは、当事者である患者と直接会って話をするしかない。院長が誠意を持って患者に直接、丁寧に説明すれば、意外と簡単に解決するかもしれない。

この場合の誠意というのは、注射後に体調が悪くなったことに対し謝罪の意思を表し、今後の支援を約束することである。例えば、「うちにかかったあとに体調を崩されたとうかがい、申し訳なく思っています。本当に大変でしたね。1日でも早くよくなるように私もバックアップします」といった言葉をかけるといいだろう。患者側がこちらの謝罪を受け入れてくれるようなら、患者の容体によっては、市民病院での診療にかかった費用の負担などを申し出てもいいのではないか、と院長に伝えた。

院長は意を決して、患者Xと連絡を取り、まず謝罪の言葉を伝え、面会のアポイントを取った。どうやら、勤務先の会社には通っているようだった。

当日、院長は患者Xとその父親に会ったが、患者Xはそんなに怒っているふうでもなかったという。院長がもう一度、診療の経緯について詳しく説明し、麻酔の作用によって頭痛の症状が出ることも珍しくないことなどを説明したところ、おおむね理解を得られたそうだ。父親のほうも、当初よりは落ち着きを取り戻していたようで、最後には「ひどいことを言ってすみませんでした。今後ともよろしくお願いします」と院長に声をかけたという。

患者Xは2日ほど会社を休んだようだが、こちらが想定していたよりも元気そうだったので、結局、菓子折を渡しただけで、治療費の負担は申し出なかったという。

トラブルの教訓

火種を見つけたら直ちに消す

今回のケースの場面ごとに、「患者トラブル解決のためのエッセンス」を少し整理してみよう。

▼自分の診断結果が他院の医師の見立てと食い違った

この場合、まず他院の医師と連絡を取り、それが事実かどうか、事実ならばどうしてそういう結論に達したのかを確かめる。患者が自分の都合のいいように曲解しているケースが多いのだが、中には、実際に食い違っていることもある。その時には、自分がどうしてその結論に至ったかを患者に粘り強く、丁寧に説明していくしかない。

▼患者以外の関係者がクレームを言ってくる

患者の代わりに別の人間がクレームを言ってくる場合は、話に尾ひれがついて誇張されていたり、大げさになっていたりする可能性もある。直接本人と話すと、意外にすんなりと解決することが結構ある。

▼患者に謝罪するかどうか迷いが生じた

自分の診療に落ち度がないと自信を持っているのであれば、そのことに関して謝罪する必要はない。ただし、患者が体調を崩し、苦痛を感じていることは紛れもない事実である。そのことに関しては、「申し訳なく思っています」と伝えてもいいのではないかと思う。さらに、その後の診療について全面的に支援する意思を伝え、患者の不安を少しでも取り除くように努力することが欠かせない。

このほか、もう一点気になるのが、患者Xの父親Yの言動である。YはXの代わりにわざわざクレームの電話をかけて、院長に不満をぶつけた。YもB整形外科の患者であることを考えると、実はY自身が普段からB整形外科、あるいはB院長に対して何らかの不満を持っている可能性もある。今回の件が少し落ち着いたら、父親Yに対しても「接遇向上のために、当院の診療やサービスに対してご意見をお聞かせ願えないでしょうか」などと、持ちかけてみるといいかもしれない。

以上が、患者トラブル解決術の応用編である。

大切なのは、トラブルの「そのまた先」のシナリオを読み、火種に先回りして消し止めること。それがトラブル再発を防ぐための鉄則である。

SBARで紐解くトラブルの構造

S 状況（Situation）

神経ブロック注射をした患者からのクレーム。処置後、頭痛がひどく、会社を休み、別の病院にかかったところ、医師から「注射ミスだ」と言われたと主張。クレームを入れてきたのは患者の父親だった。

B 背景（Background）

患者は過去3回神経ブロック注射をしているが、クレームは今回が初めて。麻酔薬の影響で頭痛を訴える患者もたまにいる。院長は自分の処置に絶対の自信を持っていた。

A 分析・仮説（Assessment）

注射後、患者が体調を崩したのは事実なので、医療機関として寄り添う姿勢を見せる必要がある。ただし、診療ミスを認めたり、慰謝料を払ったりする必要はない。また、クレームを言ってきた父親は、以前からこの診療所に不満を抱いていた可能性がある。

R 対策（Recommendation）

まずは、注射ミスを指摘したという病院の医師に真相を確かめる。次に、患者と直接会い、体調を崩したことに対して申し訳なく思っている気持ちを伝え、治療の経緯を説明して誤解を解く。また、患者の父親にも、接遇向上の意見を求める。

実例で学ぶトラブル解決術 38

トラブル解決を妨げる医師の「二つの誤解」

患者トラブルの解決を難しくしているのは何だろうか、とふと考えることがある。例えば、悪意のある患者がよりずる賢くなっているからだろうか。確かにそういう面はある。警察沙汰にならないよう、ぎりぎりの一線を越えないようにして、迷惑行為を繰り返すなど、彼らの手口は日々進化している。また別の要因としては、認知症、アルコール依存症、境界性パーソナリティー障害などが疑われるような患者が、一般の内科などに受診に来て、現場が大混乱に陥った、という話を耳にする機会も増えている。場数の少ない開業医がこうした患者に遭遇したら、十中八九、困惑するだろう。これらは、いずれも患者側の原因を探った場合に言えることだ。

翻って、医療機関側を見てみると、実はこちらにも大きな原因がある。それが典型的に表れたケースを次に紹介したいと思う。

患者側の状況を変えようと思っても、一医療機関の努力だけでは大変難しいが、医療機関側に原因があるのなら、努力次第で取り除くことが可能だ。実は、これを実践するだけで、トラブルに対する強度を大幅にアップさせることができる。

トラブルの概要

迷惑行為を繰り返すアルコール依存症の患者

「アルコール依存症の患者がいて、手に負えないんです。いつも酒のにおいをプンプンさせながらやって来ては、一人で騒いで、ほかの患者さんを怖がらせています。事務長や担当医に相談したところ『もう少し辛抱できないか』と言われたのですが、このまま放っておいても状況は悪くなる一方ですし……。どうしたらいいか、教えていただけないでしょうか」

こう電話してきたのは、大阪市内のA病院の医療相談室に勤務するBさんだった。私は「たぶん、あのパターンやな」と目星をつけつつ、Bさんから詳しく話を聞くことにした。以下は、Bさんから聞いた話だ。

患者Xは大阪市内に住む50代男性。腕を骨折し、Y病院で手術して入院したのだが、術後の治りが悪く、患部が少し化膿してしまった。Xはアルコール依存症であり、入院していると酒を自由に飲めないこともあり、まだ入院治療が必要にもかかわらず、「すぐに家に帰りたい」と言って勝手に「自己退院」してしまった。そして、Xの家から最寄りの医療機関であるA病院に通うようになった。

患者Xは酒を飲んで来院するだけでなく、大声を出して暴れたり、事務員や看護師が注意しても、全く聞かないどころか、さらにエスカレートして怒鳴り散らす。最近では夜、泥酔状態でA病院に電話をかけてきて、意味不明なことを叫ぶようになったという。Xは2～3日に1回のペースで外来に来院しているが、飲酒を続けているせいもあるのか、治療効果は上がっていない。通院後3週間がたち、Xの迷惑行為によって看護師や職員の間に不安が広がっており、「この病院をもう辞めたい」と漏らすスタッフも出始めているそうだ。

医療相談室に勤務するBさんはA病院のいわば「患者トラブル対応係」であり、Xの迷惑行為を看護師や事務員から聞き及び、Xの主治医に事情を尋ねてみた。すると、主治医からはこんな答えが返ってきた。

「患者はアルコール依存症なんだから、仕方ないよ。それに病院はどんな患者であっても拒否はできない。あと数週間で傷は治るだろうから、もう少し辛抱できないか」

Bさんは主治医の言葉に納得できず、Xのことを自分で少し調べた。Xは現在独り暮らしで生活保護を受けている。家族は近県に住んでいて、数年前まではそこで母親、妹と同居していた。Xにはそれなりの金額の借金があるようだが、連帯保証人となっていた妹が返済を肩代わりしているようだった。さらに、アルコール依存症の治療のため、過去に精神科病院に入退院を繰り返していたこともわかった。Xの迷惑行為を何とかやめさせたいと思ったBさんは、悩んだ末、私のところに電話をかけてきた。これがトラブルの概要だ。

尾内流解決術

職員を守れずして患者の健康は守れない

Bさんの話を聞いて私は、患者Xの行為も許し難いが、A病院の経営体質にも根深い問題があると確信した。Bさんの話を聞き始めてすぐに「あのパターンやな」と思ったのは、病院関係者によくありがちな「誤解」をこの病院の主治医もしていると感じたからだ。その誤解とは、二つある。

一つ目は「医療機関は病気を治すところである。患者の迷惑行為は病気がさせているのだから、医師も職員も我慢しなければならない」。二つ目は「医療機関には応召義務があり、どんな患者でも診療拒否はできない」である。

いかなる事情があろうと、患者の迷惑行為や暴力は許されるものではない。職員やほかの患者が恐怖を感じる行為を放置しているようでは、後々、患者は減り、医師や看護師の定着率も下がっていくだろう。大事なことなので何度も繰り返して言うが、職員を守れない医療機関に患者を守れるはずがない。患者の身勝手な言動に対して、医療機関が職員に我慢を強いるなど、とんでもないことだ。やるべきことは正反対である。矢面に立っている職員を徹底的に守り、患者の迷惑行為を終わらせることだ。

そこでBさんには次のようなアドバイスをした。迷惑行為を繰り返す患者を放置すれば今後、同じようなケースがどんどん増えていき、その結果、職員の退職、医療サービスの低下、病院の経営悪化という悪循環のサイクルに入る。すでに迷惑行為が始まって3週間たち、この悪循環の予兆が出ているので、一刻も早く院長や事務長など病院幹部に改善措置を講じるように強く訴える必要がある。

二つ目の応召義務に関しても、多くの医療関係者と同様に、この病院の主治医も幹部も、過剰に反応しすぎていると思う。患者の容体が重篤であれば話は別だが、今回のように極めて「元気」なら、保健所など関係機関への事前の相談、ほかの医療機関への紹介などを行えば、迷惑行為に対して診療拒否は可能だと私は考えている。そこで、保健所に行って事情を話し、相談に乗ってもらってはどうかとBさんに伝えた。そうしておくと、診療拒否された患者やその家族などから行政機関などに通報があっても、大きな問題に発展しないことが多い。

Bさんは、私のアドバイス通り、直ちに行動してくれた。まず、私が述べた内容をBさんなりの言葉ですぐに病院幹部に伝えたところ、おおむね納得してくれたという。

並行して、Bさんは保健所に出向き、相談に乗ってもらったそうだ。図らずも保健所の担当者は親身に話を聞いてくれ、近くの設備の整った精神科病院にすぐ入院できるよう動いてくれた。非常にラッキーだったが、悩んでいるだけでは、こうしたキーパーソンに出会うこともなかっただろう。Bさんが熱意を持って正しい方向で行動したから、解決の糸口をたぐり寄せることができたのだと私は思う。

その精神科病院はアルコール依存症の治療にも注力しており、Xに受診を勧めた際、少し抵抗があったものの、結局Xはその病院に入院することに同意した。その知らせを聞いたBさんは、ひとまず胸をなで下ろしたという。

トラブルの教訓

経営トップが「二つの誤解」を乗り越える

このケースで私が強調したいのは、大きく分けて患者は2種類いるということだ。「普通に診療を受けに来る患者」と、「身勝手な言動で職員やほかの患者に迷惑を及ぼす患者」だ。この2種類の患者に対しては、接し方を根本的に変えなければならない。後者に対しては危機管理対応のスタンス（たいていの場合、性悪説の考え方）で臨まなければならない、というのが私の主張だ。

接遇を重視し、どんな患者にも性善説で接しなければならないと教え込まれた医療機関は、ハードクレーマーやいわゆるモンスターペイシェントの餌食になる危険性がある。「身勝手な言動で職員やほかの患者に迷惑を及ぼす患者」に対しては、相手に合わせた「厳しい接遇」で迎えなければならない。

これを実践していくには、医療機関の経営陣が、今回のケースで出てきた「二つの誤解」を克服することが必須条件となる。

「患者は病気を抱えているのだから、何をされても我慢するしかない」という処し方を美徳と捉える医療関係者は、まだ少なからず存在する。こうした、誤った考えを払拭できるのは院長や理事長など経営トップしかいない。トラブルに強い組織をつくりたいなら、まず経営トップが「二つの誤解」を乗り越え、性善説と性悪説を患者によって使い分けられるようになることが欠かせないと思う。

SBARで紐解くトラブルの構造

S 状況(Situation)

患者はアルコール依存症で、いつも泥酔状態で来院し迷惑行為を繰り返していた。看護師や職員の間に不安が広がっており、「辞めたい」と漏らすスタッフもいる。だが、主治医は「もう少し我慢できないか」と静観の姿勢を見せている。

B 背景(Background)

患者は独り暮らしで生活保護を受けている。アルコール依存症の治療のため、精神科病院に入退院を繰り返していた。数年前まで母親、妹と同居。連帯保証人の妹が借金の返済を肩代わりしているようだった。

A 分析・仮説(Assessment)

迷惑行為を繰り返す患者を放置すれば、職員の退職、医療サービスの低下、患者数の減少、病院の経営悪化という悪循環のサイクルに入る。一刻も早くそのサイクルを断ち切る必要がある。

R 対策(Recommendation)

「診療拒否」を視野に、院長や事務長など病院幹部に改善措置を講じるように強く訴える。応召義務違反が心配であれば、事前に保健所などに相談に行く。可能であれば、患者のアルコール依存症の治療につながる手立てがないかを探る。

実例で学ぶトラブル解決術 39

視覚障害なのに自転車通院？詐病患者につける薬

患者トラブルと言えば、医療機関にやって来て騒いだり、特定の職員をターゲットに攻撃してくるクレーマー患者を思い浮かべる人が多いだろう。次に紹介するのは、その手の迷惑患者とは異なるが、いざ遭遇すると対応にとても苦慮する事例だ。それは、詐病《さびょう》患者である。

ご存じの通り、医師の出す診断書は、公的な給付や保険金、賠償金支払いなどの裏づけとなる。そのため、詐病によって医師に診断書を書かせ、不当に利得を得ようとするやからが出現する。長く医療現場にいる方々は、こうした患者に遭遇した経験があるのではないだろうか。

次に紹介するのは、「視覚障害者の認定を受けたい」と来院した患者の事例である。院長は患者の行動から詐病の疑いを持ったが、それを相手に面と向かって言ったら、一悶着起きることはまず間違いない。かといって、詐病の疑いを持ったまま、認定に必要な診断書・意見書を書くわけにも、もちろんいかない。

さて、どのように対応したらいいのだろうか。

トラブルの概要

「視覚障害認定の診断書が欲しい」

「患者から視覚障害者認定のための診断書・意見書が欲しいと言われているのですが、どう見ても詐病なんです。患者は50代後半の男性で、体が大きく、顔もこわもて風。正面切って詐病を指摘したら大変なことになりそうで……。いったいどうしたらいいのでしょうか」

電話をかけてきたのは、大阪郊外でA眼科医院を開業しているA院長だった。詐病患者に関して、過去に相談を受けたことは何度かある。今回と同様、障害者認定を狙ったものだ。もし詐病が事実なら、私としては断じて許せないし、野放しにしておくべきではない。気を引き締めて、A院長から話を聞くことにした。

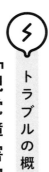

患者Xは今年初めに交通事故に遭い、民間病院にかかった。本人の弁によると、それ以降、視力がどんどん落ちていったそうだ。初めにかかった病院から大学病院を紹介され、視力や視界に関するさまざまな検査を受けたが異常は発見されなかった。その後、大学病院から「これ以上、診ることはできない」と言われたらしく、紹介状を書いてもらい、A医院にやってきた。

A医院は駅ビルの4階にある。Xは妻につき添われながらエレベーターで4階に上がり、A医院の受付へよろよろと歩いてきた。そして「視覚障害者認定のための診断書・意見書が欲しい」と告げたそうだ。

大学病院からの紹介状には、視力と視界の検査をすると確かに悪いデータが出るが、眼底検査、眼圧検査、眼球の超音波検査などのほか、頭部CTも撮ったが異常は認められなかった、と書かれていた。

視覚障害者認定には、市が指定した医師による診断書・意見書の提出が必要だ。確かに、A院長はこの市の指定医である。Xは市の障害者福祉課で指定医を調べたようだった。

A院長は紹介状を見て、これを書いた大学病院の医師も指定医だと気づいた。そして、おそらくXは大学病院でも診断書・意見書を書いてくれるよう求めたが、応じてもらえなかったのではないかと推測したという。A院長としては、交通事故直後のXの容体を診ているわけではなく、かつ、事故からかなり時間がたっているので、全く気乗りがしなかった。しかし、拒否すると「応召義務違反」になるのではないかと思い、とりあえず診たそうだ。

妻につき添われて診察室に入ってくるなり、Xは手で何かを探るような仕草をして、目が見えにくいことをやたらと強調しようとしていた。だが、Xをじっくり観察すると、床に置いてあった箱をうまくよけたり、「そこのイスに座ってください」と斜めに向いたイスを勧めると、手で方向を直してさっと座ったりした。視力が低く視野が狭いはずなのに、この動き方は怪しい、とA院長は感じた。

Xの視力は右0・1、左0・2、自動視野計で計ると両眼とも5～10度しかない。2回計ったが同じ結果だったそうだ。ただし、この二つの検査は、患者に「これは見えますか」と尋ねて答えてもらう応答式の検査である。一方、眼底検査、眼圧検査、細隙灯（さいげきとう）顕微鏡検査、超音波検査などでは異常は認められなかった。

「診断書を書くには時間がかかりますし、今日の検査結果を少し検討したいので、1週間後に来てください」。こう伝えると、Xはまた手探りのような仕草をしながら立ち上がり、妻に手を引かれて診察室を後にし、待合で会計を待った。

院長が私に相談の電話をかけてきたのは、この時点だった。私はとっさの判断で、職員を1階に配置させ、患者がクリニックを出ていく様子を相手にわからないように物陰から観察するよう、A院長に電話でアドバイスした。

その後、Xの妻が受付で支払いを終えると、Xは妻につき添われてエレベーターのほうにゆっくり歩いていった。

職員の目撃談によると、Xの乗ったエレベーターが1階に着いて扉が開くと、Xは妻の手を借りずにすたすたと早足で玄関付近に止めてあった自転車まで歩いていき、ポケットから鍵を取り出すと、まごつくこともなく解錠。自転車にまたがり、信号が青になると一気に漕ぎ出した。妻も自転車に乗ってその後ろからついていった。その姿を観察していた職員は、「目が悪い患者の行動とはとても思えなかった」とA院長に報告した。

ちなみにA医院はスクランブル交差点の角にあり、付近の交通量はかなり多い。2台の自転車が見えなくなるまで、職員は見届けたという。

職員から報告を受けたA院長は、Xの詐病を確信した。おそらく障害者年金の給付が目当てなのだろう。しかし、本人に直接、その事実を突きつけたら、逆上するかもしれない。そう考えると心配になり、私に電話をかけてきたというのが、おおよその経緯だ。

尾内流解決術

「かわすテクニック」で摩擦を最小限に抑える

A院長の話を聞く限り、患者Xが詐病であることは間違いない。では、ややこわもてのこの患者にどう対応するか。考えられる方法は2通りある。

一つ目は、これまで把握してきた詐病の事実を突きつけて、徹底的に対決することだ。この方法は難易度が非常に高く、医療者側に相手をねじ伏せる交渉力が求められる。誰にでもできる方法ではない。A院長には少し無理があった。

二つ目は、対決をせずに「かわす」方法である。具体的には「当院で調べた限りでは、視力や視野の低下を説明できるデータをつかめなかったので、申し訳ないが診断書は書けない」とまずははっきり断る。そのうえで、「最新の検査装置を備えた別の大学病院を紹介したい。そこは、視力や視野だけでなく、視神経や脳に関する検査もできる。そちらで診てもらったほうがいい」と告げるといいだろう。

大学病院で診断書をもらえなかったXは、クリニックなら比較的簡単にもらえると期待していたのだろう。しかし、目的は達せられず、それどころか再び別の大学病院の受診を勧められたら、心理的な打撃は大きいはずだ。それに、検査にはお金も時間もかかる。おそらく、Xのようなタイプの患者は申請自体を諦めるのではないか、というのが私の読みだった。

さらに、今回の経緯を、念のために市の障害者福祉課の担当者に報告しておくといいだろう。「Xという患者が視覚障害者認定のための診断書・意見書を書いてくれと来院した。視力や視野などの各種検査を行ったが、それらの結果だけでは判断できないので、より精度の高い検査を行える高度医療機関に送ろうと思っている」と、客観的事実を伝える。A院長は「診断書を書くことを拒否した」と患者に言いふらされることを恐れていたようなので、市に事前に報告しておけばより安心だ。

ただし、その際に一つ注意点がある。「Xはおそらく詐病だ」などと、主観を述べないほうがいい。あとでXにその話が漏れ伝わらないとも限らないので、念には念を入れて、客観的な表現にとどめておくべきだ。A院長は、私のアドバイスをすべて聞き入れてくれた。

後日、Xは診断書がもらえると思って来院したが、A院長は「申し訳ないが、うちでは出せない」ときっぱり伝えた。Xは「どうして出せないんだ！」と怒りの表情を浮かべてしつこく食い下がったが、私のアドバイス通りにややへりくだって理由を説明すると、最後は渋々引き下がり、その後は姿を見せなくなった。結局、大学病院への紹介状も書かなかった。

トラブルの教訓

どんな解決策でも意思表示は毅然と

医師に限らず、どんな職業でも、虚偽の書面を書いてはならないというのは当たり前のことだ。問題は、それを依頼してきた相手にどう対応するかだ。

私は、トラブルに直面した医療関係者から相談を受けた時、「相談者のトラブル対応能力」に合わせて対策を考えるようにしている。大半の医療関係者の方々はトラブル慣れしていないと思うので、今回のような「かわすテクニック」は参考になると思う。

「かわす」際には、できないことはできない、とはっきり意思表示することがポイントになる。もちろん、どんな解決策を取ったとしても、意思表示は毅然と行わなければ、相手を納得させることはできない。

その後、Xがどういう行動を取ったのかはわからないが、今回の一件で、市の障害者福祉課の担当者も「Xに詐病の疑いあり」とおそらく感づいているはずだ。「もう簡単にはごまかせなくなった」とXが観念することを願うばかりだ。

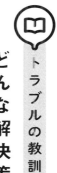

SBARで紐解くトラブルの構造

S 状況（Situation）

患者は「視覚障害者認定のための診断書・意見書が欲しい」と言うが、検査に異常はなく、院内での所作などから詐病の疑いがあった。1週間後に来院するよう患者に告げた。

B 背景（Background）

患者は大学病院からの紹介状を持っていた。それを書いた医師も指定医であることから、大学病院で断られて、ここにやって来た可能性がある。院長は下手に拒否すると「応召義務違反」になるのではないかと不安に思い、とりあえず患者を診た。

A 分析・仮説（Assessment）

院長の話を聞く限り、詐病である可能性が極めて高い。ただ、確証を得るためには、患者の行動、特に周りにあまり気を遣っていない（つまり、油断している）時の様子を観察するしかない。

R 対策（Recommendation）

ビルの1階にスタッフを先回りさせ、患者が出ていく時の様子を観察させたところ、詐病である確証をつかめた。ただし、その事実を患者に突きつけるのではなく、「視力や視野の低下を説明できるデータをつかめなかったので、診断書は書けない」とはっきり断る。

実例で学ぶトラブル解決術 40

問題患者に対する医師と看護師の温度差を解消せよ

私のようにほぼ毎日、患者トラブルに接していると、同じようなトラブル事例に、何件か立て続けに遭遇することがある。少し前に連続して相談があったのは、患者が横暴で明らかにルール違反を繰り返しているのに、診療拒否や強制退院に踏み切れず、ずるずると来てしまっている事例だった。

いずれの事例でも、医療機関として何度かは診療拒否や強制退院を検討しているのに、最終的には院長などの経営幹部（医師側）が決断を躊躇している。

トラブルの構造が似ていると私が感じたのは、医師側と看護師側とで、問題患者の受け止め方とその後に取るべき対応法をめぐって、意見が１８０度異なっている点だ。看護師は普段から、問題患者の矢面に立っているので、できれば診療を拒否したいと思っている。一方で医師は、「うちで引き受けないと、この患者は行き場所がなくなるかもしれない」と「医師魂」を発揮し、かばう側に回っている例が多かった。

こうしたトラブル事例が厄介なのは、下手をすると医師と看護師の関係にヒビが入ってしまうことだ。問題患者が一人いるだけで、医療機関全体の運営にも支障を来しかねない状況が生まれることもある。

次の事例を題材に、こうした場合の対処法を見ていこう。

5 トラブルの概要

無断外泊、暴言、やりたい放題の入院患者

「うちの入院患者Xのことで相談があります。とにかくめちゃくちゃなんです。慢性腎不全で透析を週3回受けているのに、無断外出は日常茶飯事で、外泊をして好きなものを食べ歩くし、こちらの言うことを聞いてくれない。かわいそうなのは看護師たちです。食事のたびに『まずくて吐き気がする』など、くどくどと文句を言われ、暴言を浴びせられることもよくあるんです。私は、若い看護師がこの患者から『アホ、ボケ!』と罵られ、泣いている姿を何回か見ました。看護師長と私は何とかしたいと思っているんですが、ドクターたちは『もう少し我慢できないのか』『うまく立ち回ってほしい』などと言って、なかなか重い腰を上げてくれません。当院の恥をさらすようで忍びないのですが、いったいどうしたらいいのでしょうか」

電話をかけてきたのは、大阪市内のA病院のB事務長だった。B事務長は、どうやら看護

師と医師の間で板挟みになり、悩んでいるようだった。

こうしたケースの場合、私の対応法はほぼ決まっている。医療機関側の対応に何か問題点があれば別だが、普通に対応しているのに、患者がB事務長の話したような迷惑千万な振る舞いをしているのであれば、もはや一般の患者と同じように接する必要はない。問題患者には、それなりの対応法がある。警告をして、それでも態度を改めなければ、他院に移ってもらうしかない。

それにしても、このような騒ぎを起こす患者Xとはどんな人物なのだろうか。B事務長から詳しく話を聞いてみた。Xは男性で、年齢は63歳。長年糖尿病を患っており、数年前に慢性腎不全を発症、A病院で週3回の透析治療を受けている。入院歴は5年で32回と、入退院を頻繁に繰り返していた。職業は不明。腕や背中に刺青がある。

最初に入院した頃は「試験外泊だ」と称して週末病室を抜け出し、日曜の夜に帰ってきていたが、その後すぐに看護師や職員に無断で外泊するようになった。病室では、しばしば携帯電話で誰かと大声で話をしており、看護師が注意すると「黙っとれ、アホ!」などと怒鳴り返す。Xは入院食の味つけやメニューなどについてもあれこれと注文をつけ、看護師が忙しくて相手にしないと「ここの看護師はバカばっかりか!」と騒ぎ出す。さらには、腕の刺青を見せながら「その態度と言葉遣い、気に入らねえなあ。言い直せ!」とすごむこともあった。Xを担当していた看護師の中には体調不良を訴え、休職する者も出てきたという。

私はB事務長の話を聞いて、あきれてしまった。我慢するにもほどがある。病院側の対応に落ち度があれば別だが、B事務長の話を聞いていると、Xの不満は言いがかりにすぎない。院内のルールを無視して自分勝手に振る舞い、看護師を脅すなどもってのほかだ。医療機関がこういう患者を野放しにしていると、看護師の士気は低下し、肝心の医療サービスの質を落とすことになりかねない。

「なぜこんなに問題のある患者の入院を何回も受け入れたのか」とB事務長に聞くと、次のような答えが返ってきた。「うちでもXへの対応について何度も議論していて、実際、主治医がXに『院内のルールに従ってもらわないと困る』と数回警告しました。でも、Xに反省の気配はなく、態度を少しも改めない。うちのほうも、それ以上、強い手段に訴えることなく、ずるずると来てしまっているんです……」。

さらに詳しく話を聞くと、Xへの対応に関して、医師と看護師との間で温度差があることがわかってきた。看護師側は、Xによる暴言の数々や素行の悪さに苦しめられており、「こんな患者を受け入れるべきではない」という思いがあったが、主治医や院長など病院幹部は「確かにXの態度は問題だが、退院を促すという強硬手段を取るのはどうか。相手は透析患者なのだから、何とか穏便に解決できないか」と主張。Xへの対応に関して院内で何度か会合が持たれたが、いつも最後には医師側の主張が採用されたという。

ひょっとしたらA病院の幹部たちは、Xに対して診療拒否や退院を促すことが応召義務違反に当たると思ったのかもしれない。だが、休職者まで出しておいて、議論しても結論の出ない法律論にいつまでも振り回されている場合ではない。医療機関経営者には、医療従事者が安全かつ安心して業務に臨める職場環境を確保する義務がある。医療従事者を守れない病医院に、患者を守ることもできないと、いまこそ肝に銘じるべき時だ。

尾内流解決術

「病院側の本気度」を見せつける

Xは明らかに、A病院の弱腰な態度を見抜いている。腕と背中の刺青が何を意味しているのかは定かではないが、相手の弱みにつけ込むような所業を得意としているのだろう。「主治医に警告されたところで、病院側がそれ以上、強い手段に打って出ることはない。やれるものならやってみろ」と読み切っている。

病院側は明らかになめられている。「こちらだってやる時はやる」と本気を見せなければ、Xのようなタイプの人間を動かすことはできない。ある意味、ケンカの作法と同じだ。相手になめられたら戦う前から負けだ。

そのあたりを踏まえて、B事務長には次のようなアドバイスを送った。

第一に、「実例で学ぶトラブル解決術20」で紹介した「診療方針と院内ルール等の説明文書

（兼誓約書）」を作成し、署名をもらう。その際に、今後は院内ルールに一つでも違反したら、速やかに退院してもらうとXに告げる。もちろん、署名を拒否した場合にも、退院してもらう。

病院側の本気度を伝えるため、署名を求める際には、会議室にXを呼び出し、院長、副院長、診療部長、看護師長、事務長など病院幹部全員の前でこの「儀式」を行うといいだろう。仮にXが「診療拒否だ。訴えるぞ」と騒いだとしても、冷静に「Xさんがどうされようと、当院で止めることはできません」と答えておく。退院となった場合には、他院を紹介するとともに、病院を管轄する府の担当課に事情を説明しておくと安心だろう。

第二に、警察にも相談に行く。このケースではたぶん心配ないと思ったのだが、誓約書の署名を求めた際、患者が逆上して暴力に訴える恐れがないとは言えない。これまでの経緯を説明するとともに、万一の時は駆けつけてほしいと、事前にお願いしておくのがいいだろう。

第三に、「当院では、反社会的勢力に属す者や刺青を入れた者の入院治療を原則としてお断りしています」と明記して院内に掲示する。これもXに対して病院側の本気度を見せるためだ。

病院幹部たちは、B事務長を通じて私のアドバイスを聞き、Xに対する弱腰の姿勢を大いに反省したらしく、私のアドバイスを忠実に実行してくれた。Xは非常に不満そうな表情ではあったが、騒ぐことなく誓約書に署名した。その後、暴言は減り（残念ながらなくなってはいない）、無断外泊はなくなった。素行はかなり改善された、とB事務長から報告があった。さらに、今回のトラブル解決を契機に、医師と看護師の間にできていた溝も埋まり、職場の雰囲気が明るくなったという。

トラブルの教訓

問題患者への弱腰な姿勢が士気を下げる

Xのせいで体調不良になった看護師が出たのに、Xを止められない病院幹部の弱腰の姿勢、疑心暗鬼になる看護師——。このケースは、放っておくと非常に危険だったかもしれない。医師と看護師の関係がどんどん悪化し、組織が空中分解してしまう恐れもあった。

今回の何よりの収穫は、Xのトラブルが解決したことで、医師と看護師の対立が消え、絆が強まったことだろう。看護スタッフたちは、「自分は組織に守られている」という安心感があるからこそ、医療現場という苛酷な環境でも働くことができる。職員を守れない病医院は結局、患者も守ることができない。このことをあらためて思い知らされた事例だった。

SBARで紐解くトラブルの構造

S 状況（Situation）

無断外泊や、職員への暴言など、やりたい放題の入院患者。担当看護師の中には、体調不良を訴え、休職する者もいた。看護師側は、患者の言動を改めさせたいと考えていたが、医師側は「患者なのだから我慢せよ」という態度でいたので、放置されたままだった。

B 背景（Background）

問題の患者は63歳の男性。長年糖尿病を患い、数年前に慢性腎不全を発症、A病院で週3回の透析治療を受けている。入院歴は5年で32回と、入退院を頻繁に繰り返していた。職業は不明。腕や背中に刺青があり、それを見せながらすごむこともしばしばあった。

A 分析・仮説（Assessment）

スタッフに体調不良者が出ている現状を放置しておくことはできない。直ちに危機管理モードに切り替える。

R 対策（Recommendation）

「診療方針と院内ルール等の説明文書（兼誓約書）」を作成し、患者に署名をもらう。その際に、今後は院内ルールに一つでも違反したら、速やかに退院してもらうと告げる。もちろん、署名を拒否した場合にも、退院してもらう。念のため、警察にも事前に相談に行く。

実例で学ぶトラブル解決術 41

「医師に内視鏡検査を強要された」とクレームをつけてきた患者

医療機関で受ける検査の中には、患者が嫌がるものも少なくない。嫌がる理由は主に二つある。一つは高額な検査、もう一つは胃や大腸の内視鏡検査のように、苦痛を伴う検査だ。どうしても必要な検査なら、ほとんどの患者は受け入れるだろうが、その必然性を患者がきちんと理解し、納得していない場合、思わぬトラブルを招くことがある。

トラブルの概要

患者のわがままか、それとも医師の問題か

大阪府内のA病院の事務長から次のような相談があった。

トラブルとなっている患者は、A病院に通い始めてかれこれ10年になる80歳代の女性X。主に、整形外科と脳外科にかかっていたが、先週、脇腹の痛みを訴え、貧血症状も出たため、

内科のB医師が診療した。B医師は問診や触診などから消化器疾患を疑い、「腹部CTと胃内視鏡検査をしてはどうか」とXに勧めた。

B医師によると、検査を勧めた時、Xはあまり気乗りしない様子だったという。しかし、B医師の説得により、その日のうちに腹部CTを実施し、胃内視鏡検査についても予約して帰っていったという。

その翌々日、XからA病院に次のようなクレームの電話がかかってきた。対応したのは事務長だった。

「頼んでもないのに、胃カメラを受けさせられようとしている。一昨日の腹部CTも、本当はやりたくなかったのに、B先生が強引に勧めてきたので断れなかった。脇腹の痛みは以前も出たことがあり、その時は肋間神経痛と言われた。『今回も肋間神経痛だと思うのだが』とB先生に伝えたのだが、全く聞いてもらえなかった。B先生は人の話をろくに聞かず、何を言っても簡単に否定するので、もう精神的にしんどくなった。検査結果も聞きたくない。検査費用を返してほしいくらいだ」

クレームを受けた事務長は、すぐにB医師にヒアリングをした。B医師は次のように弁明した。

「『念のため胃の内視鏡検査をしたらどうか』と言った。患者はためらっているようだったので、予約は入れておくが、キャンセルしてもいいですよ、と丁寧に伝えたのに、どうして不快に思ったのだろうか」

両者の話を聞いた事務長は、胃内視鏡検査をキャンセルし、B医師は決して強引に検査を勧めたわけではないが、そのように感じたなら申し訳ない、とXに謝れば問題は解決すると思った。

しかし、その翌日、Xの腹部CTの結果、胃癌の疑いがあることが判明し、胃内視鏡検査の実施が必須の状況になってしまった。「検査結果を聞きたくない」と言っていた患者Xに、この事実をどのように伝えたらいいのか、事務長は悩んだ末、私に相談の電話をかけてきたというのが、トラブルの概要だ。

尾内流解決術

患者の家族がいる時間帯に直接訪問する

私は話を聞いていて、疑問に思ったことがいくつかあった。まず、Xが憤慨している理由である。肋間神経痛だと頑固に思い込んでしまっているから、B医師と行き違いが生じているのか、それともB医師のコミュニケーションの取り方が悪いのか。私はどうも後者のような気がしたので、事務長に整形外科と脳外科でのXの受診態度を聞いてもらった。すると「過去にトラブルを起こしたことはないし、ごく普通」との答えが返ってきた。これでB医師側の対応に問題があるのではないかとの疑いを強く持った。

おそらくXは胃内視鏡検査を過去に受け、非常につらい思いをしたのではないか。できれば受けたくないと考えていたが、B医師がXの意向に構わず話をどんどん前に進めようとした可能性がある。B医師が胃内視鏡検査の話を持ち出したところ、Xが嫌がる素振りを見せた。そこでB医師は「嫌ならキャンセルできる、という選択肢を与えておけばいい」と考えたようだが、これが大きな間違いだった。

患者に判断を任せるこの言い方は、人によってはとても無責任に聞こえるし、検査の必然性がそれほどないように受け取れる。だからこそ、「必要のない検査を受けさせられようとしている」という疑念を患者に持たれてしまうのだ。B医師は忙しくても、時間をかけて、検査が必要であることをXに丁寧に説明すべきだった。

実際、腹部CTで癌の疑いが強まったのだから、胃内視鏡検査を行おうとした判断自体は間違っていなかった。ここで重要なのは、医師が正しい判断を下していても、患者とのコミュニケーションの取り方が不十分であれば、トラブルは生じてしまうということである。

これらの状況を踏まえて、私は思いつくまま次のようなアドバイスをした。

まず、「検査結果を聞きたくない」と言っていた患者Xに腹部CTの結果をどのように伝えるか。これまでの経緯を考えると、Xに直接伝えるより、Xと同居する長男と連絡を取って間接的に伝えたほうが無難だと思ったのだが、A病院では、Xの長男の緊急連絡先を把握していなかった。「病院として必要性、緊急性を認めた場合には、患者本人の承諾なしに家族に病状を説明する場合がある」ことに関して、事前に患者本人から承諾を取り、患者家族の緊急連絡先を聞いておくことは、高齢者医療においては常識であると言える。

幸いなことにXはA病院の近くに住んでいたので、Xの長男が家にいる時間帯を狙って訪問して、2人に検査結果を伝えてはどうか、と助言した。

そして、「B医師はよかれと思って検査を勧めたのだが、そのやり方がやや強引で、不快な思いをさせてしまい申し訳ありませんでした」とまずは詫び、検査結果を冷静に伝える。実際に癌の疑いがあることをXが受け止めてくれれば、B医師が胃内視鏡検査を勧めたことに関しても納得してくれる可能性が高い。

さらに、もしXの自宅を訪問しても、Xやその長男ときちんと話ができない場合には、信頼関係のできているA病院の整形外科の医師ルートで結果を伝えてもらうといいだろう。

これらの助言を伝えたところ、A病院ではすぐ実行に移したようだ。アドバイスをした数日後、事務長がXの自宅を19時すぎに訪れ、Xとともにその長男とも話をすることができた。事務長がまず詫びたところ、Xは恐縮した様子で「こちらも言いすぎました」と言ってきたという。腹部CTの結果、胃癌の疑いがあること、胃内視鏡検査の必要性をあらためて説明したところ、「やはり先生のおっしゃることは正しかったんですね。今後とも何とぞよろしくお願いします」と深々と頭を下げたという。

トラブルの教訓

判断が正しくてもトラブルは起きる

今回の教訓は、「判断が正しくてもトラブルは起きる」ということに尽きる。トラブルを未然に防ぐには、「判断の正しさ」に加えて、「患者側の納得」が欠かせないのだが、それが十分かどうかを見極めるのは、簡単なようで実は難しい。「何かわからないことはありませんか」「不安な点があったらなんなりとおっしゃってください」といったフレーズを使いつつ、相手の反応を見て、納得度を確認していくのが一般的なやり方だと思うが、「人の表情を読む能力」を高めるのは経験の積み重ねが必要である。

患者から納得を得るプロセスが、事務的手続きにならないよう、相手の目を見て、先の二つのフレーズを使いこなすことが、「患者側の納得」を得る基本動作になると思う。

SBARで紐解くトラブルの構造

S 状況（Situation）

医師から腹部CTと胃内視鏡検査を提案され、患者は渋々同意したが、腹部CT検査後に「必要のない検査を押しつけられた」とクレームを言ってきた。ところが、CT検査の結果、癌の疑いが生じ、胃内視鏡検査も必須となり、それをどう伝えるべきか悩んでいた。

B 背景（Background）

診察した医師は患者の意向に構わず話をどんどん前に進めようとした可能性がある。その過程で医師は「嫌ならキャンセルできる、という選択肢を患者に与えておけばいい」と考えたようだ。

A 分析・仮説（Assessment）

選択を患者に判断を任せる言い方は、「検査の必然性がそれほどない」という印象を相手に与える恐れがある。医師は時間をかけて、検査の必要性を丁寧に説明すべきだった。

R 対策（Recommendation）

患者とその長男が在宅している時間に訪問し、医師が強引に検査を進めようとしたことと、胃内視鏡検査の必要性について説明が不十分だったことについて謝罪したうえで、検査結果と胃内視鏡検査の必要性を伝える。

激怒したトラブル相手との心理戦を制するコツ

医療機関は、誰に対しても開かれた場所である。だからこそ、いつどんな患者がやって来るかわからない。時に、こちらがびっくりするような患者と出会うこともある。例えば、独りよがりの思い込みでわがまま勝手に振る舞い、それが周囲に受け入れられないと怒り出すというパターンもその一つだ。

最後に紹介する患者トラブルの事例も、一般常識が通用しそうもない患者とその母親への対応に、院長が振り回されてしまったケースである。

トラブルの概要

「キャッシュカードで受診できない医療機関が悪い！」

「患者の親から『名誉毀損で訴えてやる』と電話で言われて、すごく心配で……」

電話の主は、大阪府内の皮膚科医院のA院長だった。A院長はテレビやラジオにたびたび出演するなど、地元では有名人であり、その知名度もあってか、院内はいつも患者でごった返している。私は常々、「繁盛している病医院ほどトラブルが起きやすい」と指摘している。患者数が多いと、どうしても一人ひとりへの対応がおざなりになり、知らず知らずのうちにトラブルの火種を抱え込むことになるからだ。このケースもそれに該当するのだろうか。まずは、院長から事情を詳しく聞くことにした。

20代前半と思われる女性患者がA皮膚科医院に現れたのは、私が電話を受けた前日のことだった。女性患者は受付の前に立つと、「こちらで診てもらいたいのですけど、キャッシュカードで大丈夫ですよね」と小さな声で尋ねてきた。受付の事務員は、患者からの予想外の申し出に当惑した。

「キャ、キャッシュカードで、ですか？　当院ではキャッシュカードやクレジットカードでの支払いはできません。一度、家に帰られてお金を持ってきていただくか、コンビニかどこかでお金を下ろしてきたらどうですか？」

こう伝えると、女性患者は不満そうな表情を浮かべ、無言のまま立ち去っていったという。

女性患者の母親から怒りの電話がかかってきたのは、この出来事があった20分後のことだった。母親は「娘が泣きながら家に帰ってきた。よくもうちの娘に恥をかかせてくれたわね。この責任は絶対取ってもらうから！　名誉毀損で訴えてやる！」とA院長に怒鳴り散らし、その抗議は20分以上も続いたという。

母親の主張は、こうだったという。

・以前、娘はひったくりに遭い、それ以来、現金を持たせないようにしている
・キャッシュカード（デビットカード）やクレジットカードで決済サービスを導入していない医院側が悪い。お金を払わないとは言っていない
・受付の事務員が娘を見下すように、そしてわざとほかの患者に聞こえるように「お金、下ろしてきたら」と笑いながら言ったことは、絶対に許せない
・診療を断ったことは、診療拒否に当たる
・医院を名誉毀損で訴える

患者の母親は激昂しながら、この主張を何度も何度も執拗に繰り返した。A院長は自分たちが間違った対応はしていないと思っていたので、本心では謝りたくなかったそうだ。しかし、A院長がXからの電話に出て対応した結果、診療が滞り、目の前で診療待ちの患者がどんどん増えていき、現場は大混乱状態に陥った。

何とか事態を収拾しなければならないと思ったA院長は苦し紛れに、「ほかの患者がいる前

で、娘さんに不適切な発言をして申し訳ありませんでした。以後、気をつけます」と謝罪し、何とかその場をしのぎ、とりあえず電話を切ることができた。

ただ、母親の抗議の勢いがあまりにすごかったため、今後訴えられはしないか、さらに抗議が続いた場合、どう対応したらよいかなどを知りたくて、私に電話をかけてきたという。

尾内流解決術

訴えられる心配なし、毅然と対応すべし

毎回つくづく感じるのだが、世の中にはいろんな人がいるものである。A院長の対応はおおむね正しいし、渋々とはいえ謝罪したので、これ以上、トラブルが続くことはおそらくないだろう。その意味で、このトラブルに関しては、私に相談があった時点でもう終結していると言っていい。

万が一、今後母親から抗議が来た場合には、診療所の方針で、どんな患者であっても「キャッシュカードやクレジットカードで決済したい」と言われたら今回のように対応していること、スタッフの言葉遣い、接遇については職員教育を充実させていくことを繰り返し伝えていくしかない。どんな患者にも「平等」に接していることを強調するわけだ。

それでも相手が一歩も引かず「訴える」と言い続けるのであれば、「わかっていただけなく

て残念です。こちらとしては、○○さんが当院を訴えるのを止めることはできません」と突き放しても構わないだろう。私の経験上、この程度のクレームで訴訟になることはない。

トラブルの教訓

患者の話を打ち切る勇気も必要

さて、A院長の対応が「おおむね」正しいと言ったのは、少し気になるところがあるからである。それは、母親から猛抗議の電話がかかってきたのが診療時間中であり、A院長がそれに20分以上もつき合ったことだ。

望ましい対応としては、相手の主張を一通り聞いたところで、「いま、診療時間中で手が離せません。診療が終わる○時にこちらから必ず連絡させていただきますので、いったん失礼させてください」と言って打ち切ったほうが、よりよかった。

なぜなら、抗議の電話を受けているA院長の目の前で患者がどんどん増えていく状況は、A院長に焦りとプレッシャーをもたらすからだ。トラブルの交渉は、ある意味で心理戦である。人間は心理的に追い詰められると、冷静な判断を下せなくなる。

今回のケースでは、A院長が謝罪することで結果的にはうまく切り抜けたが、現場の混乱を何とか収めたいと焦ってしまうと、例えば要求されてもいないのに慰謝料の支払いを自分から申し出てしまったり、変な約束をさせられてしまったりすることにもなりかねない。

なので、いったん話を打ち切り、心理的に不利な状況から脱したうえで、診療終了後に電話をかけるのが正しい対応と言える。

自分にとって不利な環境を変えることは、トラブル相手との心理戦を制する重要なポイントの一つである。さらに今回のように相手がものすごく怒っている場合は、時間を置けば、それが冷却期間となり、頭に血が上った状態から少し落ち着く可能性もある。

相手が激怒した状態で話し続けている時に、電話を切りたいと申し出るのは勇気のいることだが、その少しの勇気がトラブルの早期解決につながることを覚えておいていただきたい。

SBARで紐解くトラブルの構造

S 状況（Situation）

患者がキャッシュカードで診療を受けられるか窓口で聞いてきた。「現金を取りに家に戻るか、コンビニのATMでお金を下ろしてはどうか」と言うと、患者は不満げに立ち去った。その後、患者の母親から、「診療拒否は許せない」とクレームが来た。

B 背景（Background）

患者は以前にひったくりに遭い、それ以降、母親が現金を持たせないようにしていた。母親の怒りの原因は、娘に恥をかかせたこと、娘が診療を受けられなかったことなどだ。

A 分析・仮説（Assessment）

院長はすでに電話で、患者の母親に謝っているので、トラブルは実質的に解決済み。もし、患者の母親が、電話で怒鳴り込んできたように、院長を名誉毀損で訴えるというのであれば、好きなようにさせる。口ではそう言っていても、まず行動には出ないと予想される。

R 対策（Recommendation）

今後、母親から抗議が来た場合、当院では「キャッシュカードやクレジットカードで診療費を払えないか」と聞かれたら、どんな患者に対しても今回と同じように対応していると伝える。

おわりに

本書は、２０１２年に出版した『患者トラブルを解決する「技術」』の続編として執筆した。前著を出版した時、どの程度の反応があるのか、正直わからなかったが、時代に合っていたのか、医療関連書籍としては異例のヒットとも言える7刷となった。お求めいただいた皆さまに、感謝申し上げます。

前著は、次の五つのことを意識して執筆した。

（1）患者トラブルと、他のサービス業でのトラブルの違いを明確にする
（2）「応召義務問題」への理解を深める
（3）増加傾向にある行動の読めない患者への対応法を示す
（4）事例を多く示し、疑似体験をしてもらう
（5）トラブルの複雑化、高度化の分析と対処法を示す

しかし、初めての書籍執筆であり、また紙面の都合もあり、すべてを書き込むことはできなかった。特に、5番目の「トラブルの複雑化、高度化の分析と対処法を示す」について、前著ではほぼ手つかずのままで、宿題を残した形となった。

その宿題を果たすべく、本書の執筆を開始した。

本書で紹介したトラブルへの理解や対処法は、私が数千件のトラブル解決を通じて編み出したものなので、泥臭く感じるかもしれないが、患者トラブルの複雑化、高度化への対処法に関して、かなり踏み込めたのではないかと自負している。

また、（2）「応召義務」については、前著同様、本書でも、医療従事者を「応召義務の呪縛」から解き放つために、強調して書いたつもりだ。念のため簡潔に言うと、医療機関側が患者側との信頼関係を構築するよう努力したにもかかわらず、患者側の迷惑行為により、信頼関係が破壊された場合には、転院先を紹介するなど、一定の条件のもとで診療を拒否しても構わない、ということだ。患者に振り回されて、医療機関側に心身を病む者が出てくるケースに、私はこれまで何度も遭遇してきたが、危害を及ぼすような患者に我慢する必要は全くないと言いたい。（3）「行動の読めない患者」についても、前著よりも多くの事例を載せた。この中には、覚醒剤や違法ハーブなど薬物依存の者も含まれ、医療従事者の皆さんには、いっそうのリスク管理が求められることをすでに触れた。

私は、本書の出版準備のため、２０１２年から16年まで「日経メディカルオンライン」にトラブル解決事例を連載し、それをベースに本書を書き上げた。事例は、トラブル当事者に配慮して、多少モディファイしてあるが、すべて実際に起きた出来事である。患者トラブルの相談を数千件以上も経験していると類似のトラブルも多いが、いまでも全く新しい内容のトラブルに遭遇することもあるから、人のやることはユニークだとつくづく思う。事実は小説よりも奇なりとはよく言ったもので、つくり物の事例では味わえない臨場感を、本書のケーススタディーで感じていただけたと思う。

本書のまとめとして、医師や看護師、医療従事者の皆さんに、「患者トラブル解決に関する三原則」をぜひ訴えたい。

一、優しいだけでは、医療は守れない
二、クレームに強くなければ、これからの医療は守れない
三、医療現場で働く人を守れないで、患者を守れるわけがない

末筆ながら、私が所属する大阪府保険医協会の高本英司理事長をはじめとする理事役員、日々刺激を与えてもらっている事務局の方々、そして『日経ヘルスケア』の記事連載の当初から私を担当し、本書の編集も担当していただいた日経BP社出版局の沖本健二氏に感謝申し上げたい。

前著同様、私の亡き娘（次女）・緑と家族に本書を捧げたい。

尾内 康彦

◎著者紹介

尾内康彦（おのうち・やすひこ）

大阪府保険医協会事務局参与。1954年福岡県生まれ。大阪外国語大学卒業。79年大阪府保険医協会に入局。現在、会員の開業支援、事業承継、閉院対策を担当。業務の合間をぬって、ボランティアで医療機関トラブルの相談に乗り、「なにわのトラブルバスター」の異名を持つ。相談者である院長や事務長に電話で指示を出し、当事者の手による解決を導く独自の手法が持ち味。医療・介護の月刊経営誌『日経ヘルスケア』（日経BP社）で「病医院トラブル110番日記」を連載中。著書に『患者トラブルを解決する「技術」』（日経BP社）などがある。

続・患者トラブルを解決する「技術」

2018年5月1日 第1版第1刷発行

著　者　尾内康彦

発行者　村上広樹
発　行　日経BP社
発　売　日経BPマーケティング
〒105-8308
東京都港区虎ノ門4-3-12

ブックデザイン　小口翔平＋山之口正和＋喜來詩織（tobufune）
DTP制作　河野真次
編集担当　沖本健二
印刷・製本　中央精版印刷株式会社

ISBN 978-4-8222-5570-1

本書籍に関するお問い合わせ、ご連絡は下記にて承ります。
http://nkbp.jp/booksQA